I0410571

Die neuen Fälle
des Inspector Morrison

Franziska Feist

Coverdesign: Dianna Stephens

Für Angela Romero-Carerras

Es geht weiter – wieder ist der kriminalistische Spürsinn von Inspector Samuel Morrison gefragt. Wieder gibt es Fälle, die kein anderer lösen kann als der homöopathisch begabte Spürhund von Scotland Yard. Wo Intuition nicht ausreicht und das forensische Geschick seiner Kollegen an seine Grenzen stößt, helfen ihm sein breites Wissen, seine einzigartige Betrachtungsweise von Fakten und Personen und sein Gespür für das Außergewöhnliche.

Begleiten sie den kauzigen, charmanten Ermittler auf seiner Spurensuche, lernen sie menschliche Abgründe und homöopathische Mittelbilder auf unterhaltsame Art und Weise kennen.

Inhaltsverzeichnis

Getreu

Dieser Tag konnte nicht gut werden. Erst hatte
Morrison verschlafen. Dann hatte die neue Sekretärin
ihm statt Kaffee einen lauwarmen Tee aus
irgendeiner esoterischen Kräutermischung gebracht.
Und nun auch noch ein Mord in einem Altersheim!
Der Gedanke an nette alte Damen und verwirrte
ältere Herren bereitete ihm Unbehagen. Doch es gab
keinen Weg daran vorbei – Inspector Samuel
Morrison musste ermitteln. Widerwillig ließ er sich
auf der Kante seines Schreibtisches nieder und
studierte die bereitgelegten Notizen. Eine männliche
Person, 97 Jahre alt, war tot auf dem Teppich des
gemeinschaftlichen Fernsehzimmers aufgefunden
worden. Das war ja soweit nicht ungewöhnlich, doch
der alte Herr hatte kopfüber im Kulturteil der Times
gelegen, mit einer Stichwunde in der Brust. Von
einem natürlichen Todesfall konnte also keine Rede
sein.

Dr. Arthur Hinley, der diensthabende Pathologe, war
bereits auf dem Weg zum Ereignisort und hoffte, vor
Morrison dort anzukommen. Die beiden schätzten
einander sehr, doch sie gingen sich entsetzlich auf die
Nerven. Hinley war ein ständig frierender,
kleinlicher Pedant und Morrison ein ungeduldiger
Chaot. Vielleicht gerade deswegen ergänzten sie
einander ganz hervorragend. Morrison jedoch zog es
vor, auf der Fahrt zum Altersheim einen Umweg zu
nehmen und sich einen ordentlichen Kaffee mit

einem Schuss Whisky zu besorgen. Mit etwas Glück würde Hinley verschwunden sein, bevor er am Tatort eintraf. Aber an diesem Tag hatte Morrison kein Glück. Der Pathologe kniete andächtig neben der Leiche und entnahm mit atemberaubender Sorgfalt und einem winzigen Wattestäbchen eine Probe aus der vermeintlich todesursächlichen Wunde. Offensichtlich fühlte er sich gerade sehr erhaben und bedeutsam. Morrison musste grinsen. Er hatte noch kein Wort gesagt, doch Hinley zuckte zusammen: „Ich rieche Whisky und Arroganz. Der liebe Inspector Morrison beehrt uns mit seiner Anwesenheit!" Letzterer verbeugte sich vor Hinley wie ein Schauspieler vor seinem begeisterten Publikum und wünschte ihm einen guten Morgen. Was folgte war ein Wasserfall an Fakten und Details über Todeszeit, Todesart und körperlichen Zustand des Opfers, hie und da gespickt mit kleinen Anwürfen gegen den unwissenden Trampel Morrison. Der schrieb ungerührt mit und machte sich dann selbst ein Bild vom Geschehen. Da lag James O'Donnell, feingliedrig und blauäugig, mit seinem Gesicht mitten in der Times auf dem Bild einer Tänzerin des russischen Staatsballetts. Er schien noch immer zu lächeln, wirkte seltsam entrückt. Eine Pflegerin berichtete unter Tränen, dass er seit drei Jahren in dieser Einrichtung gelebt hatte und sie sich an niemanden erinnern könnte, der jemals einen Groll gegen ihn hegte. Charmant sei er gewesen, hätte gern geflirtet und wäre immer in irgendeine der Pflegerinnen verliebt gewesen. Tänzerinnen hätte er vergöttert, da sie ihn an Feen erinnerten. James O'Donnell hatte tatsächlich geglaubt, von Feen umgeben zu sein und mit ihnen reden zu können.

Morrison musste lächeln. Selbst im Tod war der alte Herr noch sympathisch, doch irgendwer musste wohl anders gedacht und ihn ermordet haben. Die Wunde in seiner Brust war schmal, schien aber recht tief zu gehen. Sie musste von einem Stich herzurühren, der von unten nach oben ausgeführt wurde. Es gab keinerlei Spuren eines Kampfes, kein Anzeichen einer versuchten Abwehr. Das Opfer hatte seinen Mörder wohl gut gekannt, ihm womöglich ohne Arg vertraut. Wer aber kam als Täter in Frage? Die Antwort würde sich vielleicht in einer der zahllosen Befragungen finden, die nun durchgeführt werden mussten. Dafür stand Morrison ein eifriger Police Constable zur Seite, der sich auf seine Prüfung zum Sergeant vorbereitete.

Mr. Carruther, der Leiter des Altenheimes, war mittlerweile ebenfalls am Tatort eingetroffen. Er machte einen sichtlich nervösen Eindruck, was aber kaum verwunderlich war. Schließlich war ein Teil der Bewohner seiner Einrichtung sehr sensibel und geschwächt – die Aufregung um einen Mord im Hause würde ihrer Verfassung kaum zuträglich sein. Morrison nickte verständnisvoll und folgte Carruther in sein Büro. Der Constable trottete andächtig hinterdrein und versuchte, auf jedes Detail zu achten. Morrison ließ sich von Carruther die tägliche Routine des Altenheimes erklären und schaute sich dabei entspannt um. Der Constable allerdings rutschte schon nach wenigen Minuten nervös auf seinem Stuhl hin und her und zupfte Morrison am Ärmel, bis dieser ihm einen entnervten Blick zuwarf. Doch der angehende Sergeant ließ nicht locker bis Morrison kurz um Verzeihung bat und mit ihm vor die Tür des Büros ging. „Wir nehmen ihn sofort fest, Chef!", gestikulierte der, „Auf dem Schreibtisch liegt eindeutig die Tatwaffe! Ein schwerer, silberner Brieföffner, haben Sie den denn gar nicht bemerkt?"

Schon hatte er die Handschellen gezückt und schickte sich an, wieder in das Büro zu stürmen. Doch Morrison packte ihn lächelnd an der Schulter und schüttelte mit dem Kopf: „Meine Güte, nun bleiben Sie doch mal ruhig! Der Brieföffner ist ungefähr zwei Zentimeter breit, also wesentlich breiter als die Stichwunde. Und erscheint es Ihnen nicht reichlich unlogisch, die Polizei ausgerechnet in den Raum zu bitten, in der die angebliche Tatwaffe ganz offen auf dem Tisch liegt?" Der Constable sank förmlich in sich zusammen. Morrison klopfte ihm auf den Rücken und versuchte, ihn wieder aufzumuntern: „Kopf hoch, die Ruhe kommt mit der Routine!"

Beide hatten das leise Surren eines elektrischen Rollstuhles überhört. Hinter ihnen stand plötzlich ein eben solcher und darin saß ein alter Mann in einer Uniform der Royal Artillery. Sowohl der alte Mann als auch seine Uniform hatten offensichtlich bessere Tage gesehen. Die Orden auf der Brust waren blank geputzt und auch die Augen des Mannes glänzten. Sein ehemals wohl kräftiger Körper wirkte untersetzt und sein Gesicht war gerötet, als ob er gerade eine große Anstrengung hinter sich gebracht hatte. Seine linke Hand ruhte auf einer karierten Kniedecke, mit der rechten salutierte er. Das mittlerweile etwas schüttere Haar war korrekt gekämmt und man sah noch immer, dass es einmal eine kräftige, rote Farbe gehabt haben musste. Er wirkte durch und durch sympathisch und lächelte den beiden Polizisten zu: „Ja, Junge, hören Sie nur auf Ihren Boss, Erfahrung ist etwas sehr beruhigendes, im Krieg wie im Frieden!" Morrison und der Constable mussten lächeln. Der Mann im Rollstuhl stellte sich ihnen als Major Armstrong vor. Er bot den beiden Polizisten an, vor der Tür des Büros auf sie zu warten, um ihnen dann das Altenheim zu zeigen. Morrison nickte, halb amüsiert und halb gerührt und er war fest davon überzeugt, dass dieser Mann sich als wertvoller Informant erweisen könnte. Sie kehrten in das Büro zurück und baten Mr. Carruther nochmals um Entschuldigung. Dieser lächelte und fuhr fort. Auch er konnte sich nicht erinnern, das Opfer jemals anders als gut gelaunt und kontaktfreudig erlebt zu haben. Er lehnte sich in seinem Sessel zurück und durchforstete seine Erinnerungen: „Mr. O'Donnell hatte einfach ein zauberhaftes Wesen. Ob man wollte oder nicht, man musste ihn einfach mögen. Ich kenne niemanden in diesem Haus, der ihm etwas antun würde!" Wesentliche Erkenntnisse konnten die Polizisten hier nicht gewinnen. Mr. Carruther fürchtete zu sehr um seine Altersvorsorge und Ruf seiner Einrichtung als dass er sich wirklich auf das Geschehene konzentrieren konnte.

Major Armstrong hatte vor der Tür des Büros geduldig das Ende der Unterredung abgewartet und schickte sich nun an, sein Versprechen einzulösen. Versprechen und Verlässlichkeit bedeuteten ihm viel. Morrison und sein Constable folgten ihm von Raum zu Raum. Speisesaal, Bibliothek und Spielezimmer – selbst einen Billardraum gab es in diesem Altenheim. Überall saßen alte Menschen, manche in ihren Gedanken verloren, andere laut lachend oder schwatzend. Kaum einer hatte mitbekommen, was im Fernsehzimmer geschehen war.

Man konnte spüren, dass sich Armstrong in seinem Rollstuhl nicht sehr wohl fühlte. Das ewige Sitzen bereitete ihm Schwierigkeiten und zerrte an seinen Nerven. Er war zwar gutmütig, doch brauchte es nicht viel, um ihn aus der Fassung zu bringen. Und er fühlte sich schwach, es frustrierte ihn, dass sein robustes Äußeres seinem körperlichen Zustand so wenig entsprach: „Diese verfluchte Schwäche! Von mir ist nicht viel mehr übrig als ein kläglicher Haufen matten Fleisches. Aber nun genug gejammert!" Armstrong führte Morrison und den Constable in den Garten des Altenheimes, wo drei wohl gereifte Grazien strickten und allerlei Klatsch austauschten.

Er richtete sich auf, so gut er konnte und verschaffte sich Gehör: „Rosie Mitchell, ich weiß, dass du mit den anderen hier im Garten rauchst! Ich kann den Tabak ja noch riechen! Du weißt genau, dass das lästig und verboten ist!" Zuerst schreckten die Damen zusammen, doch dann kicherten sie. Noch bevor Armstrong zu einer weiteren Attacke blasen konnte, durchfuhr den Constable eine erneute Welle der Arbeitswut. Könnte nicht eine der Stricknadeln die Mordwaffe sein? Er schlich wie eine Katze um das strickende Kaffeekränzchen herum und suchte nach Anzeichen von Reue oder Schrecken in den faltigen Gesichtern. Morrison hingegen ließ seinen Charme spielen und setzte sich mit an den kleinen Gartentisch. Seine Gegenwart gefiel den dreien gut und sie waren gern bereit, auf all seine Fragen eifrig zu antworten. Rosie Mitchell ordnete ihr Haar und blinzelte dem Inspector zu. Während ihre Nachbarin ob der Nachricht vom Tod des allseits beliebten Mr. O'Donnell ohnmächtig in ihrem Sessel zusammensackte und Halt in den Armen des Constables fand, informierte sie Morrison darüber, dass sie alle drei zum Tatzeitpunkt beim Friseur gesessen hätten, der dies sicherlich bestätigen würde. „An Ihrer Stelle aber würde ich nicht ohne den Constable zu ihm gehen!", kicherte Rosie, „Sie sind genau seine Kragenweite!" Der Schock wich der Heiterkeit und bald widmeten sich die Damen wieder ihrer Handarbeit. Der Constable war noch immer nicht von ihrer Unschuld überzeugt: „Und wenn der Friseur ihnen ein Gefälligkeitsalibi gibt?

Oder jemand eine der Stricknadeln unbemerkt entwendet, zur Tat benutzt und wieder zurückgebracht hat?" Morrison aber schüttelte den Kopf, ebenso wie Major Armstrong, der unbedingt weiter wollte. Diese Unruhe war ein Teil seiner Persönlichkeit geworden.

Aus der Ferne erklang ein Gong und mahnte die Bewohner des Altenheims zum Mittagessen. Doch Major Armstrong bat seine beiden Begleiter lieber in sein Zimmer. „Mittagessen!", brubbelte er, „So einen Fraß gab es nicht einmal im Krieg! Wenn einem nicht beim Essen übel wird, dann spätestens nach der Mahlzeit! Kommen sie herein, ich habe einen hervorragenden Whisky und auch einen feinen französischen Cognac!" Im Gegensatz zum Rauchen war Alkohol in diesem Hause nicht verboten, was ihm sehr zupasse kam. Mehr als diese Leckereien schätzte er allerdings Süßigkeiten, von denen sich auch eine große Auswahl auf einem Clubtisch fand.

Das Zimmer glich einem Militärmuseum. Neben dem kleinen Fenster stand eine Schneiderpuppe, die eine ausgeblichene Uniform aus dem ersten Weltkrieg trug. Auf einem Regal gleich daneben fand sich ein abgegriffenes, messingfarbenes Fernglas, dazu ein in Leder gebundenes Notizbuch aus der selben Zeit und ein Sammelsurium von alten militärischen Gegenständen. Ein Kompass war dabei, auch ein Löffel mit Gravur und eine Pfeife, wie sie wohl zur Verständigung in Schützengräben benutzt worden war. Ein Stapel alter Briefe, mit mehrfarbiger Kordel zusammengehalten, fand die besondere Aufmerksamkeit des Constables. Er beugte sich darüber und streckte die Hand aus, doch bevor seine Finger auch nur in die Nähe der Briefe gelangen konnten, brüllte Major Armstrong ihn unverhofft an:"Jungchen, sind Sie von Sinnen! Lassen Sie Ihre Pfoten davon!" Der Constable wich zurück und wandte sich verschreckt Major Armstrong zu, der nun hochrot am Kopf mit blassen Lippen in seinem Rollstuhl saß und nach Luft rang. Der alte Mann schien plötzlich unter heftigen Kopfschmerzen zu leiden, was dem Constable sehr leid tat. Doch der Major beruhigte sich genauso schnell wieder, wie er in die Luft gegangen war: „Nichts für ungut, doch die sind von meiner Claire, ich habe mich in sie verliebt, als ich nach Frankreich ging, als junger Soldat von vielleicht achtzehn Jahren. Ich habe sie nie wieder gesehen. Sie hat den Krieg wohl nicht überlebt…" Morrison war fasziniert, wie weich und verletzlich das Innere dieses scheinbar harten und unbeherrschten Mannes war. Ganz unauffällig streifte sein Blick einen gut gepflegten Enfield-Karabiner an der Wand. Einige diskrete Lötstellen verrieten ihm sofort, dass er nicht mehr funktionsfähig war. Das dazugehörige Bajonett war zwar sehr schmal, doch nicht schmal genug, um als Tatwaffe in Frage zu kommen. Der Constable äugte nach einem blank geputzten Degen, der in einem Glaskasten lag.

Major Armstrong sah ihm seine Enttäuschung förmlich an. „Da müssen Sie schon weiter suchen, Jungchen!", grinste er. Morrison hingegen schwärmte für die alte Vorderlader-Pistole, die er entdeckt hatte. Sie war gut erhalten. Der fein gebogene Holzschaft, der lang gezogene Lauf und der filigrane Spannhahn machten sie zu einem wahren Kunstwerk. Major Armstrong hing sehr an diesem Stück. „Nehmen Sie das Kleinod ruhig mal in die Hand, Inspector!", grummelte er freundlich, „Das ist britische Wertarbeit aus feinstem Eisen und Holz!" Morrison wog die Pistole in der Hand, studierte die Verzierungen und Gravuren. Der Geruch von Öl und altem Holz faszinierte ihn. Immerhin hatte das gute Stück schon einiges gesehen. 1793 hergestellt, leistete sie schon in der Schlacht von Waterloo gute Dienste. Major Armstrong schien gedankenverloren: „Dieses Ding bedeutet mir viel. Ist ein Erinnerungsstück, genau wie die alte Uniform. Hat beides Major Marston gehört, der aus einem faulen Lausebengel wie mir einen tüchtigen Soldaten gemacht hat. Ist in Frankreich geblieben, wenn Sie verstehen. Hab ihm versprochen, dass ich am Leben bleibe. Und ich halte mein Wort. Immer."

Die beiden Polizisten blickten sich um. Sie befanden sich in einem Raum voller militärischer Artefakte, doch kein einziger Gegenstand wollte als Tatwaffe taugen. Sie verabschiedeten sich von Major Armstrong und beschlossen, zunächst den Rat des

Rechtsmediziners einzuholen. Doch dieser war genauso hilflos.

Morrison genoss den Anblick. Ein verzweifelter Dr. Hinley lief um den Seziertisch herum wie ein Druide um einen Opfertisch, murmelte, gestikulierte, schüttelte mit dem Kopf. „Es ist ein klarer Stichkanal, ungefähr acht Zentimeter tief. Die Tatwaffe muss spitz und sehr glatt sein, denn die todesursächliche Wunde weist keine Ausfransungen auf. Aber was kann es gewesen sein?" Hinley fuhr sich durch das schüttere Haar. Ein Messer kam nicht in Frage, auch keine Stricknadel. Eine solche Stichverletzung hatte Hinley in seiner ganzen Laufbahn noch nicht gesehen. Vielleicht rührte sie von einem medizinischen Gerät her, einer Spritze vielleicht? Das wäre eine Möglichkeit, doch sie erschien sehr vage. Morrison fühlte ein wenig Mitleid für den Pathologen. Bevor sich dieses in eine wirkliche Emotion verwandeln konnte, beschloss er, es in einem anständigen Bier zu ertränken und anschließend mit Whisky zu desinfizieren. Er schob den Constable zur Tür hinaus und winkte Hinley zu: „Ich wünsche einen angenehmen Feierabend, Doctor! Gehen Sie doch auch mal was trinken, bevor die Toten wirklich noch anfangen, mit Ihnen zu reden!"

Der Weg zum nächsten Pub war nicht weit und Morrison spendierte dem Constable ein Abendessen. „Damit Sie nicht gleich nach dem ersten Bier schlapp machen!", lachte er und gönnte sich selbst ein großes

Schinkensandwich. Die Köpfe waren bald so leer wie die Teller. Es wollte den beiden nicht einfallen, wie der Mord geschehen sein konnte. Der Alkohol brachte zwar einige wirre Ideen, doch nicht die erhoffte Lösung. Morrison lachte: „Hören Sie auf, Constable, es ist ja fast schon so albern wie in diesem dämlichen Spiel! Der Pfarrer mit der Kuchengabel im Gästezimmer…"

Der Rest der Nacht war kurz und der Kater am nächsten Morgen sehr heftig. Morrison hatte seine Strategien, doch der Constable wirkte deutlich mitgenommen. Es half nichts – er musste mit zum Altenheim. Befragung des medizinischen Personals, Durchsuchung der ärztlichen Abteilung auf mögliche Mordwaffen. Morrison wirkte gelangweilt, gerade so, als wüsste er, dass diese Aktion keinen Erfolg bringen würde. Und dann war es plötzlich wieder da, das leise Surren des elektrischen Rollstuhls. Major Armstrong wirkte sehr ernst. Sein Haar war korrekt gekämmt und er bemühte sich sehr, würdevoll zu wirken. Morrison nickte und die beiden folgten dem Major in sein Zimmer. Während der Constable noch grübelte, sah sich Morrison noch einmal kurz und gründlich um. Und er bemerkte etwas, doch sagte nichts. Er schaute den Major durchdringend an: „Warum denn nur? Was hat Sie dazu gebracht, den armen Wicht zu erstechen?" Der Constable verstand die Welt nicht mehr. Der Major war doch eigentlich ein freundlicher Mensch?!

Ein schnaufendes Seufzen kämpfte sich aus Major Armstrongs Brustkorb hervor: „Ich hatte es nicht geplant. Es ist einfach so passiert. Ich habe mir im Fernsehen ein Konzert angesehen. Benjamin Britten, Westminster Abbey. Und O'Donnell raschelte ständig mit seiner Zeitung herum. Ich hab ihn gebeten, das zu lassen. Er hat nur gelacht und noch mehr geraschelt. Da bin ich zu ihm rüber, hab ihn angebrüllt. Er ließ die Zeitung fallen und ich hab zugestochen. Ich hatte mich nicht unter Kontrolle. Es tut mir sehr leid!"

Morrison beugte sich zu ihm hinunter: „Der Ladestock der alten Pistole fehlt. Ich nehme an, das ist die Tatwaffe?" Der alte Mann nickte und holte den Ladestock unter der Kniedecke hervor, fein säuberlich eingewickelt in ein weißes Baumwolltaschentuch: „Ich war mein Leben lang Soldat, aber eigentlich wollte ich immer Dirigent werden. Ich saß da und dirigierte das Konzert mit. Es war wunderbar und ergreifend, doch O'Donnell hat das gar nicht interessiert. Ihm ging es nur um seine Zeitung. Die hätte er doch auch im Garten lesen können!"

Der Constable war verwirrt, beinahe etwas traurig. Er sah dem Major in die Augen und fragte ihn mit belegter Stimme, warum er nicht gleich gestanden hätte. Der Alte aber lächelte nur: „Ich wollte, dass Sie sich Mühe geben, Jungchen! Sie sind ein guter Mann und haben das Zeug zu einem guten Polizisten. Aber

Sie müssen noch viel lernen. Passen Sie mir gut auf ihn auf, Inspector!" Morrison gab ihm die Hand und nickte.

Ein Lied zum Abschied

Das Konzert war vorbei. Laura Selkirk saß vor dem hell erleuchteten Spiegel und schminkte sich ab. Durch das offene Fenster wehte die laue Luft des Sommerabends herein und spielte mit ihrem dunklen, welligen Haar. In ihren braunen Augen blitze die reine Lebensfreude. Sie hatte die Menschen begeistert, sie mit ihren Liedern berührt. Laura genoss ihren Erfolg. Mit gerade dreiundzwanzig Jahren war sie eine der erfolgreichsten Jazzsängerinnen Englands. Dafür hatte sie hart gearbeitet. Gesangsunterricht hatte sie schon als Kind genommen, sie spielte Klavier, Saxophon, Gitarre und Schlagzeug. Nächtelange Proben machten ihr nichts aus, auch die langen Tourneen machten ihr kaum zu schaffen. Texte schreiben und nebenher telefonieren – das war typisch für sie. Solange es nur genügend Kaffee gab, war ihre Welt in Ordnung. Kaffee hielt ihren Motor in Gang und der lief nahezu rund um die Uhr. Laura mochte keine Fehler und behielt die Fäden gern selbst in der Hand. Sie war ein Profi, durch und durch, hart mit sich selbst und anderen. Sie war beliebt und trotzdem immer allein. Ihre Arbeit ließ ihr kaum Zeit für Nähe und Wärme. Die Wärme der Scheinwerfer musste genügen.

Nur einer war da, dessen Gegenwart ihr gut tat. Das war Michael Hislop, ihr Manager und Vertrauter. Er hielt ihrem Druck stand, verstand ihre Wünsche und war immer um sie wie ein gütiger Schatten. Er ordnete ihre Papiere, sorgte für den Kaffee, war stets zugegen und kam ihr doch nie zu nah. Sie schätzte es sehr, dass Hislop sie mit großem Respekt behandelte. Fast schien es, als bewunderte er sie wie aus der Ferne, wie ein Ritter, der unter dem Fenster der geliebten Fürstin wacht, ohne ihr je ihre Nähe genießen zu dürfen.

Schon stand Michael Hislop an der Tür, klopfte vorsichtig und kam herein. Er schob einen Becher Kaffee und einen riesigen Strauß tief dunkelroter Rosen vor sich her in die Garderobe. Laura lächelte: „Rote Rosen mitten in der Nacht? Der Kaffee hätte doch völlig gereicht!"

Michael Hislop schüttelte den Kopf: „Die sind von einem Robert Gayle. Auf der Karte steht: Danke Laura, du hast mein Herz zum Erblühen gebracht!" In seiner Stimme klang ein leichter Hauch von Schmerz, doch Laura nahm keine Notiz davon. Sie nahm ihm die Rosen ab und legte sie zur Seite. Sie gingen den letzten Auftritt noch einmal gemeinsam durch. Wie immer war Laura viel zu kritisch mit sich selbst, tat Hislops lobende Worte als Schwärmerei ab. Sie wusste, dass sie gut gearbeitet hatte, doch sie wollte noch mehr. Michael Hislop konnte nicht verstehen, warum sie nie zufrieden mit sich sein konnte, doch er gab ihr allen Halt, den er zu geben vermochte. Es war spät geworden und er spürte, er hatte für diesen Tag genug Raum in Lauras

Universum eingenommen. Er küsste ihre Hand, wünschte ihr eine gute Nacht und eilte hinaus in die Dunkelheit. Laura blieb zurück und ging zum Fenster. Die Luft war voller Sommerduft, nächtlich kühl und beruhigend. Sie zündete sich eine Zigarette an und lehnte sich an den Fensterrahmen. Als sie das noch brennende Streichholz hinauswarf, fiel das sterbende Licht auf etwas Dunkles. Es konnte kein Laubhaufen sein, auch keine Katze, denn es bewegte sich nicht. Eine samtene Kälte kroch über Lauras Nacken. Sie schaltete die Deckenlampe der Garderobe ein und schaute erneut hinaus. Ein gellender Schrei entfuhr ihrer Kehle – da draußen lag ein toter Mann. Von ihrem Schrei alarmiert kam Michael Hislop zurück, rannte wie ein gehetztes Tier, bis er endlich bei ihr war. Mit zitternden Händen goss er ihr ein Glas Cognac ein, legte eine Decke um ihre Schultern und rief die Polizei.

Bald darauf traf Morrison mit einigen Polizisten ein. Michael Hislop begrüßte sie mit einem niedergeschlagenen Nicken und führte sie zum Fundort. Morrison schritt forsch voran. Ihm voraus stakste sein liebster Pathologe, Dr. Arthur Hinley und beeilte sich, in jedem Fall vor Morrison bei der Leiche anzukommen.

Er hatte Glück und nichts am Tatort war verändert worden. Da lag ein junger Mann von vielleicht dreißig Jahren, die Augen mit seinem eigenen, dunklen Zopf bedeckt. In seinen auf der Brust gefalteten Händen hielt er einen Zettel und eine Blume – eine unscheinbare, rote Nelke. Wieder war der diensteifrige junge Mann zugegen, der es mittlerweile mit mehr Glück als Verstand zum Sergeant gebracht hatte. Gleich meldete er sich zu Wort: „Wir haben es eindeutig mit einem politisch motivierten Verbrechen zu tun! Die rote Nelke ist ein Symbol der kommunistischen Arbeiterbewegung!" Hinley zischte wie eine Schlange, denn er wollte den Toten in aller Ruhe in Augenschein nehmen. Er wollte nichts hören von lederjackentragenden Gewerkschaftlern, die Jazz hörend die gesellschaftliche Grundordnung des Vereinigten Königreiches untergruben. Vielmehr interessierte er sich für die Würgemale am Hals des Mannes, für die Kratzer und Dornen in seiner rechten Hand und den vermutlichen Zeitpunkt des Todes: „Vielleicht eine Stunde oder zwei, länger ist er noch nicht tot!"

Michael Hislop starrte auf den Toten im Gras: „Ich kenne den Mann! Er war vorhin hier und hat mir Rosen für Laura gegeben. Er ist, er war ein großer Verehrer ihrer Musik. Sein Name ist, nein war Robert Gayle…"

Morrison klopfte ihm auf die Schulter und schob ihn zurück ins Haus, wo Laura zitternd und kreidebleich in der Garderobe saß. Ihr war offensichtlich schlecht von der ganzen Aufregung. Sie zitterte und ihre Hand hielt das Cognacglas wie in einem Krampf. Sie schaute Hislop hilfesuchend an und stand auf. „Mir ist kalt!", flüsterte sie und brach zusammen. Ihr Manager kümmerte sich rührend um sie und rief nach einem Arzt. Als der Pathologe seine Hilfe anbot, lehnte er jedoch angewidert ab: „Sie ist nicht tot, Sie ungehobelter Klotz! Sie ist einfach nur zusammengebrochen! Die Tour, der Mord, das ist alles zuviel!" Er trug Laura vorsichtig auf eine abgewetzte Couch und deckte sie mit einigen Decken zu. Die Ruhe würde ihr helfen. Aber diese Vorstadttheatergarderobe war viel zu schäbig für sie!

In der Zwischenzeit hatte sich Morrison auf einem Stuhl niedergelassen und winkte Hislop zu sich. Mit einer leichten Verbeugung stellte dieser einen zweiten Stuhl an den kleinen Beistelltisch und setzte sich ebenfalls hin. Tränen standen ihm in den Augen. Sie glitzerten im faden Licht und ließen die Risse in seinen Lidern deutlich hervortreten. Er schien sehr sanftmütig zu sein, doch Morrison spürte, dass ein Vulkan in seinem Innern brodelte. Er fühlte sich elend, hatte als Lauras Beschützer versagt, davon war er fest überzeugt. Seufzend erzählte er von seiner Bewunderung für Laura, von ihrer spannenden Zusammenarbeit und den Erfolgen, die sie gemeinsam schon erreicht hatten. Dann lächelte er plötzlich und kratzte sich gedankenverloren am Hinterkopf: „Manchmal schreibe ich kleine Gedichte und sie macht ein Lied daraus. Aber meist verändert sie den Text, was auch sehr gut ist, denn sie ist die Künstlerin…" Morrison lenkte das Gespräch vorsichtig zurück auf Robert Gayle und erfuhr von

Hislop, dass dieser Mann schon seit Jahren jedes Konzert von Laura besuchte, ihr in allen sozialen Medien folgte und sie von Herzen verehrte. An diesem Abend hatte er Rosen für sie, dunkelrote Rosen. Doch er hatte nicht den Mut aufbringen können, sie Laura persönlich zu überreichen, daher hatte er sich an Hislop gewandt. Das war alles, was Morrison in Erfahrung bringen konnte. Er ließ Laura in der Obhut ihres Managers und ging davon.

Der Sergeant hatte sich bereits zum Verfassen eines vorläufigen Berichtes auf das Polizeirevier zurückgezogen, Hinley ließ gerade den Toten abtransportieren und es gab nichts, was Morrison noch hätte tun können. Es gab aber eine neu eröffnete Bar, die er noch nicht kannte. Sie hatte einen guten Ruf und einen noch besseren Whisky, mit dem der Inspector nun den Rest der Nacht zu verbringen geruhte.

Am nächsten Morgen kam er in etwas gedämpftem Zustand ins Büro. Dort erwarteten ihn der höchst umfangreiche und verwirrende Bericht des Sergeants und ein ebenfalls höchst verwirrter Dr. Hinley. Während er den Bericht zur Seite schob, schob er den Pathologen auf einen Stuhl und erwartete dessen Ausführungen. „Es ist nicht leicht, das Ganze zu erklären.", schnaufte der, „Ich habe Pferdehaare am Hals des Opfers gefunden und auch die feinen Rillen in den Strangulationsfurchen passen dazu – unser

Mann ist mit der Bespannung eines Geigenbogens erdrosselt worden!"

Morrison fand das etwas abwegig, doch er wusste, Hinley war viel zu pedantisch, als dass mit ihm jemals die Fantasie durchgehen würde. Also ließ er ihn weiter erzählen: „Dann dieser Zettel. Die Graphologie kann damit nichts anfangen. Der Schreiber hat einen Gänsekiel oder etwas ähnliches benutzt, die ganze Handschrift ist gestelzt und lässt kaum einen Schluss auf den Urheber zu. Und der Text… Romantik pur!" Hinley schüttelte sich angewidert, während Morrison den Zettel eingehend betrachtete.

Was darauf stand, war wie ein Fetzen aus einem tragischen Liebeslied:

> Einen Stern zu lieben, ist ein bitteres Los,
>
> denn seine Seele ist so fern,
>
> ist auch sein Leuchten groß

Die Nelke, die man bei dem Toten gefunden hatte, war offensichtlich fachkundig präpariert worden, denn sie hatte noch immer nichts von ihrer Frische und Leuchtkraft eingebüßt. Doch weder der Pathologe noch der Inspector wollten sich den Mutmaßungen des Sergeants wirklich anschließen.

Morrison würde sich später darum kümmern – was Blumen anbetraf, hatte er eine verlässliche Quelle.

Während der Pathologe beschloss, noch toxikologische Untersuchungen durchzuführen, machte sich Morrison zunächst daran, das Umfeld des Toten zu durchleuchten, was jedoch ziemlich erfolglos verlief. Instrumentenbauer von Beruf, früh verheiratet, Vater zweier Kinder. Nach einem Erfolgsknick war er von seiner Frau verlassen worden. Lauras Musik hatte ihm geholfen, über seine Probleme hinwegzukommen. Sie hatten gelegentlich auch persönlich miteinander zu tun gehabt, wenn er eines ihrer Instrumente reparieren sollte. Sehr nahe waren sie sich nie gekommen, dafür war sie zu geschäftig und er zu scheu.

Hier kam Morrison also nicht weiter. Vielleicht hatte er bei Laura mehr Glück. Immerhin war sie eine faszinierende Frau und er freute sich auf das Wiedersehen. Ihr Manager hatte ihm die Adresse des Hotels gegeben, in dem sie derzeitig untergebracht war. Als er an die Tür der Suite klopfte, war er erstaunt. Laura Selkirk stand da, doch sie war um einiges jünger und ihre Haare waren rot. Es war Lauras Schwester Betty, die eigens angereist war, um die angeschlagene Sängerin zu unterstützen. Betty lachte aus vollem Halse: „Sie müssen Inspector Morrison sein! Kommen Sie nur herein, meine Schwester sitzt vor dem Fernseher!"

Michael Hislop war ebenfalls zugegen. Er begrüßte den Inspector mit einem Lächeln: „Schauen Sie nur, Morrison, nun sind es schon zwei wunderschöne, begnadete Frauen, auf die ich achtgeben muss!" Der Inspector nickte. Laura stand auf und gab ihm die Hand. Sie sah erholt aus und gefasst. Sie bat Hislop, einen anständigen Kaffee zu brühen und bot ihrem Gast einen Sitzplatz an. „Haben Sie schon etwas herausgefunden?", fragte sie und durchbohrte mit ihren Blicken fast Morrisons Sakko. Es gab kaum etwas, das sie so wenig mochte wie unerledigte Aufgaben und Verzögerungen in Arbeitsabläufen. Hislop bat sie, sich doch noch etwas zu schonen und flehte den Inspector an, ihr grausame Details zu ersparen. Dieser nickte bedeutungsvoll und räusperte sich: „Der Fall ist äußerst bizarr, doch wir haben eine eindeutige Spurenlage!".

Laura entspannte sich und Hislop zog sich lächelnd zurück. Sie konnte sich nicht erinnern, dass Robert Gayle jemals von irgendwelchen Neidern oder Feinden berichtet hätte, sie war auch nie Zeugin einer Auseinandersetzung zwischen ihm und anderen Bewunderern ihrer Musik geworden. Sie schlug die Beine übereinander und starrte vor sich hin: „Seine Exfrau kann damit auch kaum etwas zu tun haben. Sie hatte kein Interesse an ihm. In ihren Augen war er nichts als ein Versager." So sehr sie sich auch bemühte, sie konnte dem Inspector nicht helfen. Dieser verabschiedete sich äußerst charmant, was Hislop durchaus auffiel.

Morrison überließ die drei sich selbst und machte sich auf den Weg. Es gab noch einige Aufgaben, die auf ihn warteten, bevor er sich wieder in der Bar entspannen konnte.

Hislop lud in der Zwischenzeit Laura zu einem entspannten Geschäftsessen ein. Sie wollten sich gegen sieben in Notting Hill treffen, wo es ein besonders gutes und diskretes Restaurant gab. Niemand sollte sie stören, denn Laura sollte sich entspannen. Er lud auch Betty ein, mit ihnen gemeinsam zu Abend zu essen, doch Betty lehnte ab. Sie war müde und wollte sich lieber ausruhen. Auf Hislop wartete ein wichtiges Gespräch mit einer Eventagentur. So verließ auch er das Hotel und freute sich auf den Abend mit Laura.

Der Rest des Tages verflog schnell. Jeder ging seinen Geschäften nach, ohne dass sich etwas Auffälliges ereignete. Morrison entdeckte neue, faszinierende Seiten an einem siebzehn Jahre alten Single Malt Whisky von der Insel Islay, Hislop und Laura besprachen bei Rotwein und Jakobsmuscheln die weitere Entwicklung ihrer Tournee. Laura einmal in Ruhe essen zu sehen, war für ihren Manager und Vertrauten ein Genuss, denn mit ihrer Ernährung ging sie oft sehr nachlässig um. Tatsächlich war es ein rundum gelungener Abend. Sie beschlossen, den Weg zurück zum Hotel für einen Spaziergang zu nutzen. Hislop schien zu wachsen, als Laura sich bei ihm unterhakte. Stolz und Wärme erfüllten ihn und er sah mit verklärten Augen zu ihr herüber. Sie aber bemerkte nichts davon und wollte ein wenig schneller gehen, denn sie hatte vor, nach ihrer Schwester sehen, die wegen ihrer Kopfschmerzen im Hotel zurückgeblieben war.

Als Laura die Tür zum Hotelzimmer öffnete, saß ihre Schwester lächelnd im großen Sessel beim Kamin. Sie schien zu schlafen und Laura holte eine Decke, damit ihrer Schwester im Schlaf nicht kalt würde. Doch Betty war schon kalt. Laura wurde übel vor Schreck, sie zitterte und war außer sich. Wie gut, dass Hislop da war, um sie zu stützen. Betty Selkirk war offensichtlich ermordet worden. Hislop rief die Polizei und erwartete Inspector Morrison schon an der Eingangspforte des Hotels. Diskret sollten die Polizisten sein, denn man wollte ja keinen Skandal heraufbeschwören. Hinley hüstelte nervös und bat Morrison, doch die Treppe hinauf zum Hotelzimmer zu nehmen, während er den Fahrstuhl benutzte: „Auf diese Weise kann ich mir sicher sein, dass Sie mir nicht den Tatort verwüsten!", zischte er.

Gut, sie ließen ihm den Vortritt und alsbald stand Dr. Arthur Hinley im Hotelzimmer, vor dem eleganten Ohrensessel, in dem das Opfer ruhte. Es schien, als würde sie zum Himmel schauen und lächeln. Selbstverständlich fielen dem Pathologen die petechialen Blutungen in den Augen sofort auf, genau wie die feinen, fadenförmigen Strangulationsmerkmale am Hals.

Morrison war inzwischen zur Tür hereingeschlendert und musterte Opfer und Pathologen: „Na Hinley, was haben wir hier? Doch nicht etwa wieder ein erdrosseltes Menschenkind?" Hinley fuhr mürrisch herum: „Wollen Sie meinen Feierabend retten und die Untersuchung selbst vornehmen? Wie edel von Ihnen!" Morrison aber ließ sich nicht beeindrucken. Sein Blick blieb auf dem Schoß des Opfers hängen, an den gefalteten Händen und der roten Nelke, die Betty dort hielt. Ein Zettel aus feinem Pergament fand sich dort ebenfalls und wieder gab es einen Vers:

Niemals teilt ein Stern sein Feuer,

er brennt nur für sich allein –

wer ihn liebt, bezahlt es teuer

und wird bald verloren sein

„Sehr romantisch, finden Sie nicht, Mr. Hislop?", grummelte Morrison und sah sich weiter um. Hislop stand da wie vom Donner gerührt und zitterte: „Ich habe nichts tun können! Wäre ich doch nur hier gewesen und an ihrer Stelle gestorben! Arme Betty… Nun muss ich umso mehr auf Laura achtgeben."

Er nahm die Sängerin in seine Arme und führte sie hinaus aus dem Zimmer, fort von ihrer toten Schwester. Das Hotel hatte noch eine andere Suite frei, die Hislop sofort buchte. Er würde Laura von nun an keine Sekunde mehr aus den Augen lassen.

Laura war zu keiner Aussage fähig, fühlte sich elend und machtlos. Das Gefühl, nichts tun zu können, brachte sie fast um. Hislop gab ihr ein Schlafmittel und stand alsdann Morrison Rede und Antwort: „Ich habe sie das letzte Mal gesehen, als ich zur Agentur gegangen bin. Laura war noch bei ihr und ist dann erst zum Friseur gegangen. Von dort kam sie direkt ins Restaurant, wo wir verabredet waren. Wie konnte das nur passieren?" Der deutlich gestresste Manager und Produzent kratzte sich vor lauter Anspannung am Hinterkopf. Morrison war etwas aufgefallen, doch er sagte nichts. Er bat Hislop, sich gut um Laura zu kümmern und ging. Der Pathologe und die Spurensicherung hatten noch genug zu tun, bevor sich ein vollständiges Bild ergeben würde.

Morrison konnte und wollte nicht warten. Es gab eine Dame, die er unbedingt noch sehen musste. Und er wusste, sie würde Zeit für ihn haben – Zeit und einen kräftigen Tee mit Rum. Die Dame war siebenundsiebzig Jahre alt, hieß Elspeth Menteith und war Blumenhändlerin. Morrison kannte niemanden, der mehr von Blumen und ihren Geheimnissen verstand als sie. Sie hatte einen kleinen Laden in der Clarendon Road, wo man auch sonntags oder nach Ladenschluss noch ein Sträußchen bekam, wenn man freundlich an der Hintertür klopfte. Eigentlich hatte sie Kunstgeschichte studiert. Ihr Spezialgebiet war die Symbolsprache der Blumen im Lauf der Zeit gewesen. Sogar ein Buch hatte sie darüber geschrieben, doch sie war stets bescheiden geblieben.

Wie erwartet war Mrs. Menteith noch auf. Sie freute sich sehr über den späten Besuch und setzte gleich den Kessel auf: „Inspector Morrison, das ist aber schön! Wir haben uns ja schon lange nicht mehr gesehen! Was führt Sie denn zu mir? Sie kommen doch nicht nur wegen der guten Flasche Rum, die noch in meinem Schrank steht?" Morrison lächelte und setzte sich in den grünen Ohrensessel am Kamin: „Na Ihnen und Ihrem Rum kann man ja kaum widerstehen. Aber der Grund meines Besuches ist tatsächlich ein anderer – ich brauche Informationen über eine Blume!" Das Gesicht von Mrs. Menteith blühte auf wie eine Rose und sie hing mit leuchtenden Augen an den Lippen des Inspectors, als er ihr von den roten Nelken erzählte, die bei den Opfern gefunden wurden. Dann stand sie auf, zückte eine kleine Brille aus der Tasche ihrer Strickjacke und nahm ein altes Buch aus dem Schrank. Sie nickte und zwinkerte Morrison zu: „Hab ich mich doch richtig erinnert! Die rote Nelke, mehr noch als die rote Rose, steht für tiefe Leidenschaft und Treue. Man sagt, dass die Tränen der Jungfrau Maria sich in rote Nelken verwandelten, als sie unter dem Kreuz Jesu weinte. Roten Nelken symbolisieren große Bewunderung und Faszination. Sie haben einen Bezug zum Göttlichen, man könnte fast sagen, jemand, der diese Blumen wählt, vergöttert eine bestimmte Person, fühlt sich ihr aber gar nicht ebenbürtig!" Morrison sprang auf und umarmte die alte Dame: „Mrs. Menteith, Sie sind ein Schatz! Ich könnte Sie küssen, ganz ehrlich!" Da sich kein Widerstand regte, küsste er die Blumenhändlerin herzlich auf die linke Wange und stürmte davon.

Der Täter war also ein leidenschaftlicher Romantiker, ein feinsinniger Mensch mit großen Minderwertigkeitskomplexen. Morrison zündete sich eine Zigarette an und schüttelte den Kopf. „Ein Ritter von der traurigen Gestalt!", murmelte er und zuckte. Er warf die Zigarette fort und rannte los. Er durfte nicht zu spät kommen oder es würde einen weiteren Toten geben! Er versetzte sich in die Rolle des Täters, in einen Strom von schmerzhafter, treuer, unerwiderter Liebe. Er stellte sich den perfekten Ort für die finale Szene dieses Dramas vor: Die Tat würde im Rosengarten des Hotels geschehen, genau unter Lauras Fenster. Doch Laura würde nicht das Opfer sein…

Die angeforderte Verstärkung war noch vor Morrison am Hotel. Wie von ihm prophezeit, hatte der romantische Mörder wieder ein Opfer gefunden. Wie in einem Bett aus Rosen lag da Michael Hislop, eine rote Nelke und ein Stück Papier in der linken Hand, die er an sein Herz presste. Er atmete noch. Morrison tastete ihn ab und fand einen silbernen Dolch zwischen seinen Rippen, den Hislop mit dem Arm verdeckte. Der Manager sah ihn an und raunte: „Er lauerte vor Lauras Tür. Ich habe ihn gesehen und verfolgt. Doch er hat mich niedergestochen! Aber es ist mir eine Ehre, für Laura zu sterben…"

Der diensteifrige Sergeant hielt zitternd eine Taschenlampe über den Sterbenden. Das fahle Licht fiel auf Hislops linke Hand. Morrison drehte sie um und fand Spuren von Tinte an Daumen und Zeigefinger. Er schüttelte den Kopf: „Meine Güte Hislop, was soll denn dieser Quatsch! Erleichtern Sie ihr Gewissen, bevor es zu spät ist, ich weiß, dass Sie die Morde begangen haben!"

Dem Sergeant entglitt die Taschenlampe: „Sind Sie ganz sicher, Sir? Der arme Mann stirbt, er ist von Sinnen!" Der Inspector drehte sich um: „Von Sinnen ist der schon eine ganze Weile! Er ist verliebt in Laura Selkirk und sie hat ihn nicht erhört. Daher musste jeder sterben, der ihr zu nahe kam, denn er wollte ihr einziger Vertrauter sein, ihr Ritter in glänzender Rüstung!"

Hislop lächelte: „Ich dachte, wenn Laura mich verliert, dann wird sie erkennen, wie sehr auch ihr Herz an mir hängt!" Seine Augen blickten bereits in eine andere Welt, in der ihn kein irdisches Gericht für seine Taten belangen konnte.

Morrison nahm den Zettel aus der Hand des Toten und las den letzten, sorgfältig mit Tinte und Feder geschriebenen Vers vor:

Keinem wird der Stern gehören,

doch im Traum, da ist er mein,

wird er mich auch ganz zerstören,

werd ich als Geist noch bei ihm sein

Laura Selkirk war erschüttert: „Wie konnte er so etwas tun? Wie konnte er glauben, dass so ein Wahnsinn ihn meiner Liebe näher bringt!" Sie wandte sich ab und lief davon.

Dr. Arthur Hinley riss Morrison aus seinen Gedanken: Ihnen ist schon klar, dass Sie mal wieder die gesamte Spurenlage versaut haben? Hüpfen um das Opfer herum wie ein irischer Volkstänzer, fassen ihn an, entfernen Beweismittel… Und Sie wundern sich, dass mir die Haare ausgehen?" Morrison klopfte ihm auf die Schulter und machte sich auf den Weg zu Hislops Hotelzimmer. Schweres Briefpapier und Tinte waren gut in einem kleinen Kästchen versteckt. Die Feder war in einer eigenen Schatulle verwahrt – es war die Feder eines weißen Schwans. Mit ihr hatte Hislop sein Abschiedslied geschrieben, doch Laura Selkirk würde es niemals singen…

Doppeltes Spiel

Diesmal war es die Polizei von Leeds, die Morrison um Hilfe bat. Immer wieder kam es zu seltsamen Todesfällen, skurrilen Morden an Frauen. Die Kollegen in Leeds ermittelten jedes Mal gründlich, gingen allen Spuren nach, doch kamen sie nicht so recht voran. Irgendetwas stimmte nicht und deshalb sollte der kauzige Schotte sich die Sache einmal ansehen.

Bisher waren es sieben Frauen gewesen, die dem mysteriösen Täter zum Opfer gefallen waren. Alle von ihnen waren groß und von eleganter Statur, verheiratet und geschäftlich erfolgreich. Immer fand man die Leichen in dunklen Nebenstraßen und immer wieder fand man genetische Spuren eines unbekannten Mannes, der schier unauffindbar war. Er war ein Phantom, eine rätselhafte Figur, über die sich niemand so recht ein Bild machen konnte. Der zuständige Forensiker, ein schmächtiger Kerl namens Carstairs, hatte die Proben gründlich untersucht. Seiner fachlichen Einschätzung nach musste es sich bei dem Täter um einen männlichen Afroamerikaner von ungefähr vierzig Jahren handeln. Hautschuppen, Speichel und Haare hatte die Spurensicherung schon von ihm gefunden, es gab keinen Tatort, an dem seine Anwesenheit nicht nachweisbar gewesen wäre. Nur ihn selbst konnte man nicht dingfest machen.

Morrison war in der Nacht aufgebrochen und kam am frühen Morgen in Leeds an. Heißer Kaffee mit einem ordentlichen Schuss Whisky sowie ein gut belegtes Schinkensandwich waren die Mittel seiner Wahl gegen

Müdigkeit und mürrische Laune. Dann also los! Sieben pathologische Gutachten, sieben Akten und sieben Schicksale lagen auf dem kleinen, eigens für ihn freigeräumten Schreibtisch in einem winzigen Büro, das im ersten Stock der Polizeiwache lag. Es war ein tristes, modernes Gebäude in der Elland Road, das Morrisons freiem Geist zutiefst widerstrebte. Deshalb überflog er die Akten nur und beschloss stattdessen, der Rechtsmedizin einen Besuch abzustatten und sich dort auf den neuesten Stand der Ermittlungen bringen zu lassen. Als der diensthabende Pathologe ihn begrüßte, musste der Inspector sein überraschtes Grinsen gut verbergen – ihm stand ein zweiter Arthur Hinley gegenüber, schmächtig, unscheinbar und äußerst penibel. Dr. Alexander Carstairs desinfizierte sich auch gleich die Hände, nachdem er Morrison in sein Büro gebeten hatte, wischte Tisch und Stühle noch einmal ab und zog seinen Kittel aus, bevor er endlich Platz nahm. Er musterte Morrison eindringlich, presste die ohnehin schmalen Lippen zusammen und nickte: „Sie sind also der Gentleman aus London, der uns hier freundlicherweise bei den Ermittlungen helfen soll? Das ist gut, sehr gut sogar. Was es hier braucht, ist gute, akribische Polizeiarbeit. Sind Sie sich sicher, dass sie das packen?"

Der Inspector musste gegen einen aufwallenden Anflug von gekränktem Jähzorn ankämpfen, lächelte aber: „Ja, ich bin Inspector Morrison vom Scotland Yard in London. Was ist denn Ihre fachliche Ansicht zu diesen Mordfällen?" Damit hatte er Carstairs am

Haken - für bewundernde Anerkennung schien er recht offen zu sein. Augenblicklich stand Carstairs auf, nahm einen kleinen Schluck Wasser aus einem gut polierten Glas und stolzierte alsdann in kleinen, gleichförmig getakteten Schritten durch das Büro. Er begann zu dozieren: „Die Morde geschehen immer in einer Freitagnacht. Immer sind die Opfer sehr große, gut gebaute Frauen mit exquisitem Modegeschmack. Anfänglich gingen wir von einem sexuell motivierten Täter aus, da bei den ersten beiden Opfern Hämatome an den Oberschenkeln sowie Schamhaare des Täters gefunden wurden. Doch es kam nie zu einer Vergewaltigung. Gestorben sind die Frauen auch alle auf die gleiche Art und Weise: Sie wurden erdrosselt, wahrscheinlich mit einem seidenen Schal, denn wir haben Fasern von Seide an den Toten gefunden."

Carstairs fuhr fort mit seiner Rede und präsentierte dem Inspector verschiedene Fotos von den jeweiligen Tatorten. Morrison war erstaunt. Die Frauen lagen da, als würden sie schlafen. Die Haare wirkten gekämmt, die Kleidung unversehrt. Detailaufnahmen zeigten, dass man jeder der Frauen eine Münze in den Mund gelegt hatte.

Der Pathologe sah den prüfenden Blick des Inspectors und hatte auch gleich eine Erklärung zur Hand: „Der Täter bezieht sich hier auf die antike Tradition des Obolus. Die Münze war der Lohn für den Fährmann Charon, der die Toten über den Fluss Styx ins Jenseits bringen sollte. Ich denke, bei dem Täter handelt es sich um einen sehr gebildeten, kultivierten Mann. Ich an Ihrer Stelle würde vielleicht mal im Umfeld der

Universität ermitteln. Eventuell ist unser Täter dort beruflich angebunden oder er ist einer dieser ewigen Studenten, die nie den Weg ins Leben finden...“

Mit über dreißigtausend Studenten war die Universität ein weites Feld für die polizeilichen Ermittlungen. Morrison würde sich das für später aufheben. Er machte sich Notizen zu Carstairs' Ausführungen und bedankte sich für die ausführliche Information. Es gab also in Leeds einen Serienmörder, der sich zum Ende der Woche damit vergnügt, Frauen zu erdrosseln, laut Aussagen des Pathologen ein Afroamerikaner, ungefähr vierzig, kunstinteressiert und gebildet. Morrison zog sich in sein provisorisches Büro zurück und begann, nach ähnlich gelagerten Fällen in anderen Städten oder Ländern zu suchen. Schließlich hatte die Serie völlig unvermittelt im Oktober des letzten Jahres begonnen. Der Täter könnte also zu dieser Zeit nach Leeds gezogen sein. Das war immerhin ein Anhaltspunkt, wenn auch nicht viel.

Hinter seinem Rücken erklang plötzlich eine samtige, dunkle Frauenstimme: „Was machen Sie da, Inspector? Recherchen kann ich doch für Sie übernehmen!“ Morrison drehte sich um und war angenehm überrascht. Der ihm zugeteilte Sergeant war eine Frau, eine sehr schöne sogar! Lynn Dalewood war 32 Jahre alt, hoch gewachsen und dunkelhaarig. Morrison gefielen ihre wachen Augen und die markanten Wangenknochen. Auch der Rest war nicht zu verübeln. Er stand auf und gab ihr die Hand: „Oh, das ist sehr nett von Ihnen. Vielleicht könnten Sie mir wirklich helfen. Bitte finden Sie doch für mich heraus, ob im

Oktober des letzten Jahres an der Universität ein Student oder Angestellter aufgetaucht ist, auf den die Beschreibung unseres vermutlichen Täters passt!" Lynn salutierte mit einem Augenzwinkern und machte sich an die Arbeit.

Morrison fand bald heraus, dass es in den letzten zwanzig Jahren nirgends eine vergleichbare Mordserie gegeben hatte. Er musste also weiter im Nebel stochern. Ein Täter, der am Tatort aufräumt, seine Opfer ordentlich herrichtet – so etwas war ihm auch noch nicht begegnet. Doch es passte irgendwie nicht zusammen.

Dann also die übliche Routine! Arbeitsamt, Sozialamt, Meldestelle – alle wurden befragt, ob eine dem Täter entsprechende Person sich dort im Oktober des vergangenen Jahres gemeldet hätte. Die Meldestelle hatte drei in Frage kommende Personen, das Sozialamt einen Herrn, der vielleicht ins Raster passte. Morrison suchte jeden einzelnen auf, doch alle konnten ein Alibi vorweisen. Wieder ein Schlag ins Wasser! Auch Lynn hatte an der Universität nichts herausfinden können. Es schien keine einzige Spur zu geben. Und es war schon Mittwoch!

Der Arbeitstag war vorüber und Morrison brauchte einen klaren Kopf. Er rief Sergeant Dalewood zu sich und fragte sie nach einem anständigen Pub. Schließlich brauchte eine ja Fremdenführerin! Lynn lachte: „Gegen einen guten Drink bringe ich Sie bis ans Ende der Welt!" So weit allerdings brauchten sie gar nicht zu gehen, denn es gab in der Elland Road ein traditionsreiches Pub mit lokalem Bier und guter

Hausmannskost. Auch der Whisky dort erwies sich als äußerst passabel. Nach einem gewonnenen Spiel von Leeds United herrschte dort ausgelassene Stimmung, von der Morrison und Sergeant Dalewood sich mittragen ließen. Für eine Weile waren die Morde vergessen. Sicher hätte Morrison noch versucht, Lynn einen Kuss abzuluchsen, doch sie hatte einen Hund, der zu Hause auf sie wartete und sicherlich dringend noch einmal nach draußen musste. Das gab dem Inspector einen kleinen Dämpfer. Hunde waren nicht sein Fall und dass ein Hund ihm eine Frau ausspannte, war es noch viel weniger.

Lynn Dalewood gefiel ihm. Sie aber war nicht der Grund seiner nächtlichen Schlaflosigkeit. Irgendetwas stimmte nicht. Es war alles zu perfekt, zu eindeutig und offensichtlich. Er beschloss, Dr. Hinley um Rat zu bitten, was ihm eigentlich widerstrebte. Doch in diesem Fall musste es sein. So bat er Sergeant Dalewood am nächsten Morgen, die pathologischen Befunde der bisherigen Mordfälle zu kopieren und per Mail an Dr. Hinley zu übersenden. Er vertraute ihr und bat sie, vorerst niemandem davon zu erzählen, da dies die Ermittlungen gefährden könnte.

Morrison brauchte gar nicht lang zu warten. Das Telefon machte sich bemerkbar und am anderen Ende schnaubte ein äußerst bedeutsamer Dr. Arthur Hinley: „Guten Morgen, sie kriminologisches Kleinkind! Ich komme nach Leeds und nehme sie an die Hand, so wird das wohl nichts! Es ist gut, dass Sie mich informiert haben!" Hinley deutete an, dass bei den Ermittlungen bisher wichtige Spuren übersehen worden waren. Er würde daher seine Flugangst überwinden und den nächstmöglichen Flug nach Leeds nehmen, um Morrison zu unterstützen. Ohne einen Seitenhieb aber war das natürlich nicht möglich: „Ich mache das den Frauen zuliebe. Und für den guten Ruf der Polizei. Bilden Sie sich ja nicht ein, dass kollegiale Zuneigung irgendwas damit zu tun hat!" Morrison lachte und konterte: „Ja, Doktor, ich nehme Ihren Antrag an!"

Alles musste diskret geschehen. Niemand sollte von Hinley und seiner Arbeit in Leeds erfahren. Der verkroch sich mit allen verfügbaren Unterlagen in einem kleinen Hotelzimmer und notierte jede Unstimmigkeit, die ihm auffiel. So grausig seine Pedanterie auch sein mochte, hier war sie von großem Nutzen. Nur Sergeant Dalewood war eingeweiht und erwies sich als zuverlässige, verschworene Mitarbeiterin. Sie versorgte Hinley mit allen Informationen, die er brauchte sowie mit warmer Suppe, Brandy und stillem Wasser. Auf Morrisons Anweisung hin brachte sie ihm auch Taschentücher und eine mit Gel gefüllte Kühlbrille, denn der Pathologe war ständig erkältet und litt unter fürchterlicher Migräne.

Spät in der Nacht trafen sich Hinley und Morrison in einem Park. Hinley passte das gar nicht: „Meine Güte, Morrison, wir verhalten uns ja selbst wie Kriminelle!" Doch er musste bestätigen, dass die Vorsichtsmaßnahmen wohl durchaus sinnvoll waren. Er hatte den dringenden Verdacht, dass Beweismittel und Spuren absichtlich manipuliert worden waren.

„Wir suchen also einen Täter in den eigenen Reihen!",
schnaufte Morrison und zog die Augenbrauen hoch.
Hinley zuckte mit den Schultern: „Wenn ich eines der
Opfer selbst obduzieren könnte, wären wir vielleicht
schon weiter!" Sein Wunsch sollte bald erfüllt werden.

Wieder kam eine Freitagnacht und es nieselte leicht.
Sergeant Dalewood hatte bereits dienstfrei und
Morrison versprochen, sich nach dem obligatorischen
Spaziergang mit dem Hund auf einen Drink mit ihm
zu treffen. Doch statt der schönen Lynn kam ein
alarmierender Anruf: „Morrison, kommen Sie bitte!
Bentley, mein Hund, hat eine tote Frau gefunden! Wir
sind hier im Roundhay Park, gleich an der Mansion
Lane!"! Morrison verlor keine Sekunde, hielt ein Taxi
an und holte Dr. Hinley aus seinem Hotelzimmer. Dem
Fahrer war das Tempo, das sie ihm abverlangten, bei
weitem nicht geheuer, doch er tat sein Bestes. Sergeant
Dalewood wirkte sehr gefasst. Morrison bot ihr einen
Schluck aus seiner Taschenflasche an: „Schnell runter
damit, das treibt den Schreck aus!" Sie nickte und
nahm das Angebot dankbar an: „Danke Inspector! Also
ich bin mit Bentley unterwegs gewesen. Plötzlich
wurde er unruhig und zog mich zu diesem Gebüsch
bei der Wiese. Ich wusste, dass etwas nicht in Ordnung
war, denn das tut er sonst nie. Wir haben die Tote
genau um ein Uhr und dreizehn gefunden. Der Tatort
ist unverändert."

Die drei beschlossen, das Geschehen zunächst selbst in
Augenschein zu nehmen. Sergeant Dalewood hatte
eine Taschenlampe zur Hand, Hinley in seiner
Ausrüstung eine Kamera. Erst nach genauer

Untersuchung nahm Morrison das Telefon und rief Verstärkung. Die war schnell vor Ort, doch es stellte sich heraus, dass der Pathologe an diesem Tag wegen einer akuten Magenverstimmung verhindert war. Was für ein Zufall, dass Dr. Arthur Hinley gerade in Leeds war! Er nahm es gern auf sich, Dr. Carstairs zu vertreten.

Wieder handelte es sich um die Leiche einer jungen Frau, groß gewachsen, elegant und gut gekleidet. Sergeant Dalewood überkam ein Schauer – das Opfer hatte eine gewisse Ähnlichkeit zu ihr. Sie durchsuchte die Jackentaschen der toten Frau und fand einen Ausweis. Ihr Name war Kathy Loveless, gerade einunddreißig Jahre alt. Identität und Wohnort waren nun bekannt, doch ihr Schicksal lag noch im Dunkeln. Hinley überwachte den Abtransport der Leiche akribisch und kündigte an, die Obduktion noch in dieser Nacht vornehmen zu wollen.

Morrison fuhr zum Wohnhaus von Kathy Loveless. Es brannte noch Licht und auf sein diskretes Klopfen hin riss ein Mann von knapp vierzig Jahren die Tür vor ihm auf: „Kathy, bist du es?" Er sackte förmlich in sich zusammen, als er statt seiner Frau nun den Inspector vor sich stehen sah. Augenblicklich ahnte er, dass etwas Schreckliches geschehen sein musste: „Sie, Sie sind von der Polizei, oder? Ist Kathy...?" Morrison nickte und schob den Mann sanft zurück in die Wohnung. Er setzte ihn in einen Sessel und suchte nach einem Drink. Rum gab es, der musste genügen. Er hielt ihm das Glas unter die Nase: „Trinken Sie das, wir müssen reden!" Adrian Loveless war Kathys Ehemann.

Er saß da und starrte auf den Drink in seiner Hand. Er begriff, dass Kathy nicht mehr zurückkommen würde. Streit hätte es gegeben, ja, doch nicht mehr als bei anderen Paaren. Kinder hatten sie keine, aber das hatte sie nie gestört. Es war Morrison unangenehm, doch er musste ihn nach seinem Alibi befragen. Loveless schreckte hoch wie aus einem Alptraum: „Bis elf war ich bei der Arbeit, ich bin Arzt im St. James University Hospital. Anschließend war ich mit ein paar Kollegen noch kurz die Straße runter beim Inder. Curry und ein Glas Wein zum Feierabend. Ich war so gegen eins daheim. Mein Kollege, Dr. Bernards, hat mich mit dem Auto hergebracht." Morrison würde den Wahrheitsgehalt dieser Aussage überprüfen müssen. Loveless war zwar sehr mitgenommen, wirkte aber nicht wirklich schockiert. Er hatte allerdings nicht das Gefühl, es mit einem Serienmörder zu tun zu haben. Es war eher ein etwas stiller Mann um die vierzig, mit einem leichten Hang zur Midlife Crisis. Aber er wusste, dass sich hinter den harmlosesten Fassaden oft die grauenhaftesten Persönlichkeiten verbargen…

Hinley hatte sich in der Zwischenzeit der Toten gewidmet. Auch sie war erwürgt worden, das stand außer Frage. Auf der Kleidung des Opfers hatte man einige Haare gefunden, die vielleicht vom Täter stammten. Der Pathologe hatte sie bereits zur genetischen Untersuchung ins Labor gegeben. Ein Haar aber hatte er zurückbehalten, um es selbst zu analysieren, denn etwas erschien ihm eigenartig. Das eigentlich kräftig wirkende, krause Haar war sehr brüchig. Es schien großer Belastung ausgesetzt gewesen zu sein. Staubreste, wie man sie von Bauarbeitern oder ähnlichen Berufen kannte, fanden sich daran allerdings nicht. Er hatte einen Verdacht, doch behielt er diesen zunächst für sich. Auch die vorgefundenen Hautschuppen hatten eine eigenartige Struktur. Hinley konnte sich kaum vorstellen, wie ein Mensch seine Haut behandeln musste, um sie derart zu schädigen. Es sah beinahe aus, als hätte der Täter in Desinfektionslösung oder etwas ähnlichem gebadet! Höchst merkwürdig war auch der einzelne Daumenabdruck, der sich am Hals des Opfers abzeichnete. Wie man es auch drehen und wenden wollte, niemand hätte bei der Begehung der Tat die linke Hand so halten können, wie es in diesem Fall gewesen sein musste. Bei genauerem Hinsehen konnte Hinley aber in den Rillen des Abdrucks weder Fett noch Schweiß finden. Stattdessen gab es auch hier Spuren einer unbekannten Chemikalie.

Das Gesicht des Pathologen verfinsterte sich. Er nahm die Proben und eilte zum chemischen Untersuchungslabor der forensischen Abteilung. Es war niemand da, doch der Wachhabende gab ihm den Schlüssel. Er fand alles vor, was er benötigte – Testflüssigkeiten, einen Chromatografen und selbstverständlich auch Gummihandschuhe. Nun war es nur noch eine Frage der Zeit, bis er das Geheimnis lüften würde. Doch die Zeit erschien ihm unendlich lang. Endlich, endlich zeigte sich ein Ergebnis, genau in dem Augenblick, als ein von Neugier und schrecklichen Vorahnungen gezeichneter Morrison zur Tür hereinstürzte. Hautschuppen und Haare wiesen deutliche Spuren von Desinfektion und Konservierungsflüssigkeit auf, wie sie in der Pathologie häufig benutzt wurden. Nun passte alles zusammen. Die vorgefundenen Haare und Hautschuppen waren so brüchig und in ihrer Struktur so stark geschädigt, weil sie längere Zeit Temperaturen weit unter dem Gefrierpunkt ausgesetzt gewesen waren!

Hinley sah, dass Morrison die Antwort bereits kannte. „Unser angeblicher Täter ist selbst bereits tot, oder?", zischte er, „Und er liegt vermutlich hier irgendwo in einer der Kühlzellen!" Der Rechtsmediziner nickte: „Man kann es kaum glauben, es ist eine Schande!". Die beiden riefen Verstärkung heran, doch sie warteten auf keinerlei Beschluss, der ihnen eine Durchsuchung der forensischen Abteilung vollends genehmigt hätte. Sie öffneten die Kühlzellen, suchten fiebrig nach einem toten Afroamerikaner mit fehlendem linkem Daumen. Und sie fanden ihn. Sicherlich hatte dieser Mann niemanden ermordet. Er war selbst ermordet worden. Hinley nahm ihn kurz in Augenschein und bestätigte, was beide vermuteten: Er wies Strangulationsmale am Hals auf! Ein genetischer Schnelltest bestätigte bald, dass die an den Opfern gefundenen Spuren von diesem Toten stammten.

Morrison konnte hier nichts mehr tun. Er verließ das pathologische Institut und veranlasste die Fahndung nach Dr. Carstairs. Er und kein anderer hatte die Morde begangen. Man fand ihn schließlich im Haus seiner Mutter, frierend im Bett, mit einer Wärmflasche im Rücken. Natürlich bestätigte seine echauffierte Frau

Mutter, dass er den ganzen Abend bei ihr gewesen war: „Glauben Sie Unmensch wirklich, ein so kranker Mann ist zu so einer Tat fähig?" Der Inspector schob sie höflich zur Seite: „In der Tat, Mrs. Carstairs, Ihr Sohn ist ein sehr kranker Mann und er hat eine ganze Reihe von kranken Taten begangen!"

Carstairs richtete sich ächzend auf: „Sie hatten es alle verdient! Jeder einzelne! Ich habe nur für Ordnung gesorgt!" Mrs. Carstairs wurde aschfahl und rannte weinend aus dem Zimmer. Morrison setzte sich auf die Bettkante, schlug die Beine übereinander und sah Carstairs durchringend an: „Was hatte der arme Mann in Ihrem Kühlfach denn getan?" Der Verdächtigte krallte seine Finger in die Bettdecke und starrte auf die Wand, keuchend und hasserfüllt: „Er war so ein grässlicher Typ Mann, so ein treuloser Verführer, genau wie Sie! Er hat meine Frau dazu überredet, mich zu verlassen. Sie haben sich über eine Flirtplattform im Internet kennengelernt. Er wusste, dass sie verheiratet war. Er kam aus Amerika hierher, nur um sie zu treffen. Das konnte ich nicht zulassen!"

Er beruhigte sich schnell wieder und erschien auf einmal eiskalt und kontrolliert. Beinahe gefühllos erzählte er dem Inspector, dass er den vermeintlichen Geliebten seiner Frau am Flughafen abgefangen hatte, indem er sich als ihr Bruder ausgab. Da es ihm nicht an Intelligenz mangelte, war es ihm gelungen, sein Opfer in die Räumlichkeiten des forensischen Institutes zu locken, ihn dort zu töten und fachgerecht zu konservieren. Er legte die Decke um seine Schultern und schaute Morrison an: „Samuel Braxton hieß der

Mann, Musiker aus New York. Meine Frau hat geglaubt, er hätte kalte Füße bekommen und sich vor der Verabredung gedrückt. Sie hat sich damit abgefunden. Verlassen hat sie mich aber trotzdem."

Carstairs hatte sich nach diesem Vorfall auf Partnerbörsen angemeldet, gezielt nach verheirateten Frauen gesucht, die einem Flirt neben der Ehe nicht abgeneigt waren. Groß und elegant mussten sie sein, erfolgreich wie seine Frau. Er zuckte mit den Schultern: „Sie haben ihr Schicksal selbst gewählt. Die Ehe ist eine vor Gesetz und Moral geschlossene Verbindung, die man nicht einfach zum Vergnügen zerstört! Am Ende ging es ihnen allen nur um ihren Erfolg, ihre Macht und um Geld. Deswegen haben auch alle eine Münze zum Abschied erhalten. In den Rachen habe ich ihnen ihr Geld gestopft, sie waren nichts als Huren!"

Morrison hatte genug gehört. Er hieß Carstairs, aufzustehen und sich anzuziehen, damit er ihn festnehmen könnte. Carstairs bat um etwas Privatsphäre, doch der Inspector hatte eine dumpfe Ahnung. Er schob Carstairs zur Seite und riss das Kopfkissen hoch. Was er dort fand, war eine Spritze. Sie war bereits aufgezogen und nur durch eine Schutzkappe gesichert. Morrison hielt sie dem sichtlich verärgerten und verängstigten Carstairs unter die Nase: „So feige wollten Sie sich der Strafe entziehen? Keine Sorge, Sie werden sich dem Gesetz unterwerfen wie jeder andere auch – Ordnung ist Ihnen doch sonst so wichtig!"

Er schüttelte den Kopf und wandte sich ab. Ein Constable überwachte Carstairs, während dieser sich ankleidete. Morrison sah hinterher, als man den Pathologen in das Polizeiauto schob. Was für ein perfides Spiel hatte dieser Mann gespielt! Hätte er seine Intelligenz nur anders genutzt, die Frauen wären auf ihn geflogen!

Plötzlich spürte er eine Hand auf der Schulter und eine Stimme sagte: „Morrison, kommen Sie mit in den Pub! Ich glaube, ich muss mehr trinken, mehr unter Leute gehen, sonst werde ich noch wie dieser Carstairs!" Er drehte sich um und hinter ihm stand Dr. Arthur Hinley. Zum ersten Mal fand er ihn tatsächlich sympathisch. Es würde wohl eine lange Nacht werden...

Blut ist dicker als Wasser

Es war eine grauenhafte Szenerie, die Morrison und seine Kollegen in der Little Portland Street vorfanden. Eine junge Frau lag auf ihrem Bett, die Gliedmaßen grotesk verzerrt, der Körper über und über mit Stichwunden bedeckt. Das blonde Haar hatte man ihr abgeschnitten und niemand wollte sich vorstellen, welch schrecklicher Anblick sich unter dem blauen Handtuch verbarg, das ihr Gesicht verhüllte. Wer immer hier gehandelt hatte, musste voller Hass und Leidenschaft gewesen sein. Dr. Arthur Hinley vermutete als Täter einen Mann, vielleicht einen betrogenen Liebhaber oder einen abgewiesenen Freier, denn einiges in diesem Raum deutete darauf hin, dass das Opfer zu seinen Lebzeiten der Prostitution nachgegangen war. Doch zur großen Erleichterung aller konnte er eine Vergewaltigung schon nach erstem Augenschein ausschließen. Was war hier geschehen?

Morrison trat an das Bett und nahm vorsichtig das Handtuch zur Seite. Zwei grüne, blutunterlaufene Augen starrten ihn an, kalt und leer. Trotz der erlittenen Grausamkeiten schien sie friedlich wie ein Engel, sogar die Spur eines Lächelns fand sich in ihrem leicht geröteten Gesicht. Der Inspector schaute sie an, drehte das Handtuch nachdenklich zwischen seinen Fingern. Hinley fuhr herum, riss es ihm aus der Hand und schüttelte den Kopf: „Nur zu Morrison, hinterlassen Sie so viele Fingerabdrücke wie möglich! Hoffentlich reicht es diesmal, um die Spurenlage hinlänglich zu verderben. Wenn man nur Ihre Abdrücke an der Leiche findet, klagt man Sie vielleicht des Mordes an und ich bin Sie endlich los!"

Beide schüttelten den Kopf und sogar Hinley musste etwas grinsen. Morrison ging umher, schaute sich die Tote an, sah sich im Zimmer um und machte sich ein Bild. Es war nett eingerichtet, etwas mädchenhaft vielleicht und etwas chaotisch. Ein dezent erotisches Bild zierte die Wand über dem Bett und in einer Schale auf dem Boden lagen Bonbons und Kondome. Alles hatte eine gewisse Leichtigkeit, die darauf schließen ließ, dass sie an ihrer Beschäftigung durchaus Freude gefunden hatte. Die Wand neben dem Fenster wies eine Beschädigung auf, die sofort Morrisons Aufmerksamkeit weckte. Sie war durch Gewalt entstanden, das war klar, doch schien sie nicht im Zusammenhang mit der Tat zu stehen. „Das ist von einem Teller, Sir!", sprach eine zittrige Frauenstimme. Mrs. Aulders, die Nachbarin, die auch die Polizei verständigt hatte, war aus ihrer Ohnmacht erwacht und stand nun den Ermittlern zur Verfügung. Sie deutete auf die Beschädigung an der Wand und schluchzte: „Patty war sehr lebhaft, wissen Sie? Sie war leidenschaftlich in allem, was sie tat. Und sie stritt sich auch leidenschaftlich gern. Da flogen dann schon mal Teller an die Wand oder Sachen aus dem Fenster."

Morrison fragte sie, ob sie am Abend zuvor auch irgendwelche Streitigkeiten wahrgenommen hätte. Mrs. Aulders nickte heftig: „Oh ja, da ging es mal wieder so richtig zur Sache. Aber sie hat so hysterisch geschrien, dass ich nichts verstanden habe. Ich habe mir halt nichts dabei gedacht, schließlich kam das öfter vor!" Dann brach die alte Dame in helle Tränen aus, machte sich bittere Vorwürfe; „Oh mein Gott, wenn ich nach ihr gesehen hätte, könnte sie vielleicht noch leben! Wenigstens sind die Kinder bei ihrer Tante und mussten das nicht miterleben!" Der Inspector griff wortlos in die Tasche und gab Mrs. Aulders seinen Flachmann. Er klopfte ihr auf die Schulter und schüttelte den Kopf: „Sie hätten gar nichts verhindern können, Madame! Eher hätte der Täter Sie auch noch ins Jenseits befördert!" Er hatte eine schroffe Art, mit tragischen Situationen umzugehen, doch verfehlte er seine tröstende Wirkung trotzdem nur selten. So kam Mrs. Aulders schnell wieder zu sich. Sie gab gefasst alles zu Protokoll, was ihr wichtig erschien. Sie hatte sogar die Adresse von Patty Polwarths Schwester zur Hand: „Da soll ich anrufen, wenn etwas ist. Sie wissen, schon, wenn sie Hilfe braucht oder die Kinder krank sind!" Morrison nickte und steckte den Zettel ein. Eine Polizistin begleitete Mrs. Aulders hinüber in ihre Wohnung und machte ihr Tee.

Morrison blieb in Patty Polwarths Wohnung zurück, ging durch die anderen Räume um zu sehen, ob es weitere Spuren dort gab. Die Küche war chaotisch, doch sauber. Eine Tasse mit Blumenmotiv stand mitten auf dem Tisch. Sie war nicht abgewaschen und am Boden klebten Reste einer braunen Flüssigkeit, die nach Kaffee und Mandeln roch. Daneben stand eine angefangene Flasche Amaretto. Morrison zog die Augenbrauen hoch. Irgendetwas gefiel ihm nicht. Das alles wirkte wie ein Theaterstück. Er war sich sicher, dass Hinley seinen Verdacht bestätigen würde.

Weiter hinten gab es zwei Kinderzimmer, die vor Spielzeug und bunten Büchern förmlich überquollen. Sie war wohl auch eine leidenschaftliche Mutter gewesen. Spuren eines Ehemannes oder Partners hingegen fanden sich nirgends. Morrison schlenderte zurück zum Schlafzimmer und blieb im Türrahmen stehen. Er lehnte sich an und beobachtete Hinley bei der Arbeit. Dieser wurde sichtlich nervös: „Morrison, starren Sie mir keine Löcher in den Rücken! Davon werde ich auch nicht schneller fertig! Schauen Sie sich lieber den Nachtschrank an, der ist ganz offensichtlich aufgebrochen worden!"

Der Inspector seufzte und schlurfte zu dem Nachtschränkchen, auf das Hinley gezeigt hatte. Es war tatsächlich gewaltsam geöffnet worden. Eine Schmuckschatulle lag leer in der hintersten Ecke, ein paar Ringe lagen verstreut im Nachtschrank und darunter. Nur der Taufschmuck der Kinder fand sich unberührt an seinem Platz. Morrison schmeckte die Sache immer weniger. Er wies die Spurensicherung an, das Schränkchen gründlich zu untersuchen und wandte sich wieder Hinley und der Leiche zu. Wieder überkam ihn ein komisches Gefühl, denn auch hier stimmte etwas ganz und gar nicht! Er tippte Hinley auf die Schulter: „Sagen Sie mal, kann es sein, dass die Blutmenge für die große Anzahl von Schnittwunden ziemlich gering ist?" Hinley baute sich vor Morrison auf: „Ach, hat der Junge seine Hausaufgaben gemacht? Dass Ihnen sowas auffällt, erstaunt mich wirklich. Aber ja, sie haben recht! Es gibt übrigens auch keine nennenswerten Abwehrspuren."

Viel mehr gab es zunächst nicht. Der Täter hatte wohl nach Aussagen des Pathologen Handschuhe aus Leder getragen, als er auf sein Opfer einstach. Dieses aber könnte zum Zeitpunkt der Tat bereits tot oder zumindest bewusstlos gewesen sein. Morrison kratzte sich am Kopf: „Hinley, könnte da Blausäure im Spiel sein? In der Küche steht eine Tasse mit Kaffeeresten, daneben eine Flasche Amaretto und es ist alles irgendwie eigenartig…" Dr. Arthur Hinley fühlte sich in seiner Berufsehre gekränkt: „Ach, jetzt sind Sie auch noch Spezialist für Toxikologie! Na dann lassen Sie uns doch mal sehen!" Er beugte sich über das Gesicht der Toten und roch an ihrem Mund. Tatsächlich - er stellte einen leichten Geruch nach Mandeln fest. Nun erklärten sich auch die blutunterlaufenen Augen und die groteske Körperhaltung. Hinley ließ die Leiche abtransportieren und überließ das Feld der

Spurensicherung, während Morrison sich auf den Weg zur Schwester des Opfers machte.

Peggy Polwarth wohnte nicht weit von der Wohnung ihrer Schwester entfernt in Berners Mews. Sie öffnete die Tür und schaute Morrison verwundert an. Pattys Kinder, Peter und Polly, kamen ebenfalls zur Tür gerannt. Peggy ahnte, dass etwas Furchtbares geschehen sein musste und schickte die beiden zu einer Nachbarin, um etwas Milch für den Tee zu leihen. Peter war schon acht und sehr stolz, wenn er eine Aufgabe bekam. Er passte auch sehr gern auf seine kleine Schwester auf, die ja erst sechs Jahre alt war und dazu noch ein Mädchen! Morrison fand den Knirps sympathisch.

Peggy sah ihrer Schwester sehr ähnlich. Sie hätten Zwillingsschwestern sein können, auch wenn Patty mit ihren vierunddreißig Jahren zwei Jahre älter gewesen war als sie. Doch mehr hatten sie kaum gemeinsam. Während Patty ihren Körper und die Männer liebte, Sex genoss und ihre Kinder vergötterte, war Peggy lesbisch, lehnte ihren Körper ab und wollte nie eigene Kinder. Auf die ihrer Schwester passte sie allerdings gern auf. Blut war schließlich immer noch dicker als Wasser!

Kaum waren die Kleinen zur Tür hinaus, fing Peggy an zu weinen. Sie zog den Inspector am Ärmel in Richtung Küche, bat ihn, sich zu setzen und sackte auf einem Stuhl zusammen: „Ist es wegen Mutter? Oder ist Patty etwas passiert? Sie ist doch nicht…?" Morrison nickte und versuchte, Peggy so schonend wie möglich in die Details einzuweihen. Diese schluchzte und zitterte. Morrison legte eine Hand auf ihren Unterarm und fragte leise: „Kennen Sie jemanden, der Ihrer Schwester so etwas antun würde? Hatte sie Feinde oder lag sie in Streit mit irgendwem?" Peggy schüttelte vehement den Kopf. Als die Kinder zurückkehrten, straffte sie sich. Sie wischte sich die Tränen vom Gesicht und stand auf: „Ich werde es ihnen erklären, so gut ich kann. Aber jemand muss es unserer Mutter sagen! Würden Sie das tun?" Morrison nickte und ging hinaus.

Die Umfeldermittlungen waren in der Zwischenzeit recht weit gediehen. Als Morrison in sein Büro kam, wurde er mit einer Vielzahl von Informationen überhäuft. Patty und ihre Schwester hatten es wohl nie leicht gehabt. Der Vater war Alkoholiker, die Mutter stille Hausfrau gewesen. Sie hatte sich vor die Kinder gestellt, wenn der Vater die Kontrolle verlor, Schläge und Beschimpfungen eingesteckt, um die anderen zu schützen. Mit 17 war Patty von Zuhause weggelaufen, hatte sich mit Gelegenheitsjobs durchgeschlagen und war irgendwann in der Prostitution gelandet. Der Vater ihrer Kinder war ein wohlhabender Rechtsanwalt, der sie sexuell ausbeutete. Der machte sich aus dem Staub, als sie Geld für die Kinder verlangte. Keinen Cent Unterhalt hatte er geleistet, er hatte eine juristische Lücke gefunden. Irgendwie war sie immer um die Runden gekommen, irgendwie hatte es immer zum Leben gereicht. Schulden hatte sie da und dort, doch sie rappelte sich immer wieder auf. Sie war impulsiv und kommunikationsfreudig. In der Szene nannte man sie „Dirty Patty", denn Sex und schmutzige Wörter gehörten für sie zusammen – eine Leidenschaft, mit der sie viele Männer glücklich machte. Aber nichts gab einen Hinweis darauf, wer sie getötet haben konnte. Forensik und Labor ließen noch auf sich warten, so beschloss Morrison, zur Mutter der Getöteten zu fahren und sie von den traurigen Umständen des Ablebens ihrer Tochter zu informieren.

Die Reise führte ihn nach Harlow, einem kleinbürgerlichen Städtchen nordöstlich von London. Er traf Mrs. Polwarth nicht zu Hause an, doch Nachbarn erzählten ihm, dass man sie meist in der nahe gelegenen Kirche, St. Mary the Virgin, antreffen würde. Morrison bedankte sich und begab sich ohne Umwege zu eben jener Kirche. Eine ältere Dame war dort und kümmerte sich um die Blumengestecke auf dem Altar. War das wirklich Mrs. Polwarth? Laut Aktenlage war die Mutter des Opfers gerade siebenundfünfzig Jahre alt. Die Frau am Altar aber wirkte wie beinahe siebzig. Ihr Haar war grau und streng nach hinten gebunden. Das Gesicht war blass, mit schmalem Mund und eingefallenen Wangen. Die Nase wurde von einer Warze geziert und ihre Augenlider wirkten schwer.

Morrison sprach sie dennoch an: „Mrs. Polwarth?" Die Dame drehte sich um und lächelte: „Ja Junge, wie kann ich dienen?" Der Inspector nahm sie sanft beim

Arm und führte sie zu einer der Kirchenbänke. Er bat sie, sich zu setzen und holte tief Luft: „Mrs. Polwarth, ich habe Ihnen eine traurige Mitteilung zu machen. Ihre Tochter Patty ist tot. Sie ist ermordet worden." Mrs. Paterson stand auf, richtete ihren Blick zu einer Statue Jesu Christi und bekreuzigte sich: „Herr, nimm dich ihrer Seele gnädig an, erinnere dich der Maria Magdalena und gib ihr einen Platz unter den deinen! Sie hatte die Hölle schon auf Erden und muss nicht länger Buße tun!"

Als sie sich Morrison wieder zuwandte, fiel ihm das engelsgleiche Leuchten in ihren Augen auf. Da war Trauer und Verzweiflung, doch auch Hoffnung und Güte: „Sie ist jetzt bei den anderen Engeln, meine Patricia. Hat ja schon zwei Geschwisterlein dort oben, die vor der Zeit gestorben sind. Unschuldige Kinderlein, gegangen, bevor sie geboren wurden…"

Mrs. Paterson hatte keine Tränen mehr. Sie hatte so viel in ihrem Leben geweint, dass sie erstarrt war. Ihr Rücken war krumm, die Hände wie von Gicht verkrüppelt. Sie weinte nicht. Stattdessen räusperte sie sich immer wieder und starrte an die Kirchendecke. Morrison erzählte ihr, was geschehen war und sie nahm es wahr wie aus der Ferne. Doch ein Blitz der Wut durchzuckte sie, als sie an ihre Tochter dachte: „So ein Unrecht, so ein junges Leben! All die Schmach , die sie erfahren musste! Ein trinkender Vater, bittere Armut und die Demütigung durch diesen Mann! Sie ist ein gutes Kind! Sie trug das Kreuz des Leidens weiter, das ich ihr aufgebürdet habe, ohne es zu wollen. Gott ist barmherzig, doch nicht immer gerecht!" Sie begann zu husten, als würde sie an ihren Gefühlen ersticken. Sie bat Morrison, sie allein zu lassen: „Ich danke Ihnen, junger Mann! Möge Gott Sie beschützen! Ich möchte jetzt allein sein und für Patricia beten!" Morrison verabschiedete sich von ihr und ging leise aus der Kirche.

Wieder in London, beschloss er, den Abend in einem Pub zu verbringen. Der Whisky wollte nicht so recht schmecken, doch er war ein willkommener Begleiter. Morrison konnte sich einfach keinen Reim auf das Geschehene machen. Am nächsten Morgen würde er vielleicht den Exfreund von Patty befragen, vielleicht ein paar Kolleginnen. Irgendetwas musste man doch herausfinden können!

Als er am nächsten Morgen ins Büro kam, stand Hinley schon vor seiner Tür. Er hatte eine ganze Menge Papier unter dem Arm und schien sehr erpicht darauf, Morrison über die Fakten aufzuklären. Der Inspector öffnete die Tür und Hinley stürzte hinein, breitete Fotos und Berichte auf dem Schreibtisch auf und setzte sich dann mit einer Aura von Allwissen auf einen Stuhl. Morrison nahm auf der Schreibtischkante Platz und musterte das Material: „Und was ist nun so aufregend, Hinley? War Ihr Tee heut morgen zu stark?" Der Pathologe schüttelte den Kopf und lächelte süffisant: „Oh Unwissender, schweig er still! Unsere Patty ist zunächst mit Blausäure vergiftet worden, wie Sie zufällig richtig erraten hatten! Es war eine beträchtliche Dosis und ich glaube, die hätte man ihr so nicht unbemerkt verabreichen können. So konzentriert, wie wir es in dem Amaretto auf dem Küchentisch gefunden haben, schmeckt das Zeug ätzend bitter und brennt auf der Zunge. So etwas würden sogar Sie wieder ausspucken!" Morrison grinste: „Sie kennen sich ja gut aus mit dem Zeug – gurgeln Sie damit?" Hinley erklärte ihm, dass es über den Geschmack einer tödlichen Dosis Zyanid tatsächlich einen belegten Bericht gab, als Sterbenotiz verfasst von einem indischen Goldschmied, der sich mit diesem Gift das Leben genommen hat.

Eine Zyanidvergiftung – ein grausames, wenn auch schnelles Ende! Morrison kannte die Wirkung des Giftes gut. Patty hatte es also getrunken, vermischt mit Amaretto. Das Gift trat schnell in die Blutbahn über, verband sich mit ihren roten Blutkörperchen und verhinderte den Sauerstofftransport in ihrem Körper, der auch aufhörte, den Zellen ihre Nahrung, das ATP, zur Verfügung zu stellen. Ersticken, Herzstillstand und furchtbare Krämpfe waren die Folge. Wenigstens hatte sie nicht lange leiden müssen. Der Inspector schreckte hoch aus seinen Gedanken und schaute Hinley an: „Bei einer solchen Vergiftung kommt es doch zu massiven Krämpfen, bei denen Harn und Stuhl abgehen? Hat man dergleichen an Pattys Leiche gefunden?" Nun war es Hinley, der aufhorchte: „Nun, ja, Spuren davon am Körper. Die Kleidung aber war sauber! Sie haben recht, Morrison – jemand muss sie nach ihrem Tod umgezogen haben!"

Aber welcher Mörder würde sich solche Mühe geben, um dem Opfer einen Rest von Würde zu bewahren? Morrison ahnte die Antwort und es wurde ihm ganz elend zumute. Er erhob sich und lief auf und ab: „Gut, das ist zwar tragisch, aber nicht spektakulär. Dass die Schnittwunden postmortal angebracht wurden, ist uns auch schon klar. Wo ist denn nun ihre große Überraschung?" Endlich konnte Hinley triumphieren. Er wedelte mit einem Blatt Papier und quälte Morrison mit einer rhetorischen Pause, bevor er sein Geheimnis endlich lüftete: „Patty Polwarth hätte sowieso nicht mehr lange gelebt. Vielleicht noch zwei, drei Monate. Sie litt an einem hochaggressiven Gehirntumor, der nicht behandelt werden konnte." Das war es, was Morrison hören wollte. Er schob den verdutzten Pathologen von seinem Schreibtisch weg und begann, die übrigen Unterlagen zu durchwühlen. „Was ist denn in Sie gefahren, Morrison?", fragte Hinley, doch er bekam keine Antwort, bis dieser einen schmalen Ordner in der Hand hielt, der die Versicherungspapiere von Patty Polwarth zum Inhalt hatte. Es gab eine Hausratsversicherung, die regelmäßig ausstehende Zahlungen anmahnte, ebenso verhielt es sich mit der Haftpflichtversicherung. Doch da gab es eine Lebensversicherung, die im Falle des Ablebens von Patty Polwarth die stolze Summe von 650.000 Pfund an die Hinterbliebenen auszahlen würde – sofern die

Todesursache nicht in einer Krankheit oder einem Suizid begründet lag! Und hier gab es keine Mahnungen, denn die Beiträge wurden regelmäßig in vollständiger Höhe überwiesen – von Pattys Mutter. Morrison verständigte die Staatsanwaltschaft und sortierte die notwendigen Unterlagen.

Es ging also wieder nach Harlow, doch diesmal begleitete ihn ein Team von Polizisten. Morrison versuchte gar nicht erst, Mrs. Polwarth zu Hause aufzusuchen, er leitete das Einsatzteam gleich zu der Kirche, wo er das erste Mal mit ihr gesprochen hatte. Er ging allein hinein und traf sie wie erwartet an. Er fühlte sich nicht wohl bei dem, was er jetzt tun musste, doch es blieb ihm nichts anderes übrig. Er atmete tief durch, räusperte sich und sprach die Tatverdächtige an: „Mrs. Polwarth, ich nehme Sie fest wegen des Verdachts des Mordes an ihrer Tochter Patricia Polwarth!" Sie war keineswegs erschrocken, sie wirkte beinahe erleichtert: „Gut, dann hat es ein Ende. Das sündige Leben meiner Tochter konnte so nicht weiter gehen. Ich werde dafür Buße tun!" Bereitwillig ging sie mit den Beamten und ließ sich nach London aufs Revier bringen, sprach kein Wort, hüstelte nur und schaute still vor sich hin. Morrison und die anderen Beamten wussten, dass sie es mit einer Mörderin zu tun hatten und doch empfanden alle Mitleid mit ihr.

Im Verhör erwies sich Mrs. Polwarth als sehr freundlich und zuvorkommend, antwortete bereitwillig auf alle Fragen. Sie erzählte, wie der immer lasterhaftere Lebenswandel ihrer Tochter sie mehr und mehr beängstigt hatte, wie sie immer häufiger in Streit mit ihr geriet und wie die Situation am Ende eskalierte. Sie saß da auf dem Stuhl, aufrecht, beinahe steif, starrte auf ihre gefalteten Hände und seufzte: „Ich habe ihre Seele für den Herrn gereinigt! Sie wollte nicht ablassen von ihrem sündigen Tun, doch es musste enden, schon um der Kinder willen! Ich habe meine Tochter getötet!" In klaren, unverbrämten Worten erzählte sie von ihrer Schreckenstat, belastete sich ohne Zögern mehr und mehr: „Sir, wir haben uns gestritten, wie schon so oft. Es ging um die Männer, um die Schulden und um die Kinder. Es waren harte Worte, die wir einander sagten. Aber wie immer gab ich am Ende nach. Doch diesmal war es genug! Ich ging in die Küche, machte Kaffee für uns und bat ihr zum Schein die Versöhnung an. Ich gab Zucker und Amaretto in ihren Kaffee, den ich dann heimlich mit Zyanid versetzte. Ich selbst trinke keinen Alkohol, daher schöpfte sie keinen Verdacht!" Morrison zog eine Augenbraue hoch. Fast hätte er mit dem Kopf geschüttelt, denn er wusste, dass sie log. Und Mrs. Polwarth war eine schlechte Lügnerin. Doch sie war eine gute Mutter, das wusste Morrison – sie würde alles tun für ihre Kinder! Er ließ sie weiter erzählen, hörte ihr zu, wie sie von dem Küchenmesser berichtete, das sie benutzte, um wieder und wieder auf ihre Tochter einzustechen und ihr am Ende auch noch die Haare abzuschneiden. „Das lange, offene Haar, es ist der Kopfschmuck der Sünderin!",

flüsterte sie, „Zum Zeichen der Buße musste es fort!"
Mrs. Polwarth war am Ende ihrer Geschichte und
auch am Ende ihrer Kräfte. Morrison stand auf und
schaltete das Tonbandgerät ab, mit dem das Verhör
aufgezeichnet wurde. Er stützte sich auf dem Tisch
ab und beugte sich zu Mrs. Polwarth hinunter:
„Madame, Sie taugen nicht zur Lügnerin. Es ist
unbestritten, dass Sie Ihre Tochter getötet haben,
doch sie handelten im Einverständnis!" Mrs.
Polwarth wurde kreidebleich und senkte den Kopf.
Der Inspector hatte sie durchschaut. Der setzte sich
wieder auf seinen Stuhl und sah der Beschuldigten
ins marmorbleiche Gesicht. Sie weinte, doch sie hatte
keine Tränen mehr. „Mrs. Polwarth, wir wissen, dass
Ihre Tochter unheilbar krank war. Sie haben einen
Todespakt geschlossen, damit Ihrer Tochter qualvolle
Schmerzen erspart bleiben und damit die
Lebensversicherung nach ihrem Tod auch zahlt!
Blausäure in so hoher Konzentration trinkt niemand,
ohne es zu merken oder zu wollen! Und die
übertrieben deutliche Spurenlage war auch etwas zu
viel für einen gewöhnlichen Mord!"

Mrs. Polwarth schien wie erstarrt. Ihr leerer Blick
verlor sich im Raum und sie seufzte; „Dann war also
alles umsonst?" Morrison nahm die Akten zur Hand
und studierte den Inhalt der Versicherungspolice. Bei
Selbstmord würde die Versicherung nicht zahlen,
auch nicht bei Tod durch Krankheit. Doch Tötung
auf Verlangen stand nicht als Ausschlussgrund im
Vertrag. Er rang sich ein Lächeln ab und legte Mrs.

Polwarth vorsichtig eine Hand auf die Schulter: „Doch, sie werden zahlen müssen, daran führt kein Weg vorbei!" In ihren Augen flackerte ein wenig Hoffnung auf und sie bekreuzigte sich in Dankbarkeit. Sie stand auf und bat, in ihre Zelle gebracht zu werden. Sie strich Morrison über die Wange und lächelte: „Dann ist jetzt alles gut. Mein Mädchen muss nicht leiden und den Kindern wird es gut gehen. Ihre Tante wird sich um sie kümmern. Ich werde gern Buße tun für meine Tat und alles, was ich versäumt habe zu tun! Und ich werde für Sie beten, Inspector, denn Sie sind ein guter Mensch!"

Das hatte noch keiner gesagt, den er einer Tat überführt hatte. Morrison war irritiert und er musste sich eingestehen, dass er zutiefst berührt war von der großen Liebe dieser Frau für ihre Kinder, die sie in so bizarrer Art bewiesen hatte. Er würde sich für sie einsetzen. Vielleicht könnte sie nach einigen Monaten schon ihre Freiheit wiedererlangen. Mrs. Polwarth aber war das egal – sie hatte ihren Frieden.

Advent

Das konnte doch nicht wahr sein! Warum setzte man einen Experten wie Samuel Morrison ausgerechnet auf Einbrüche an? Das war doch wohl eher eine Aufgabe für Berufsanfänger! Aber das Leben hielt eben nicht jeden Tag einen bizarren Mordfall bereit, also musste er sich dieses Vorgangs annehmen, ob es ihm gefiel oder nicht. Missmutig wandte er sich den Akten auf dem Schreibtisch zu. Bald aber hellte seine Laune wieder auf, denn die Fälle erwiesen sich doch als äußerst ungewöhnlich. Es war die Begehungsweise, die hier auffiel. Die Einbrüche ereigneten sich immer in der Nacht, es gab kaum Einbruchspuren und doch war klar, dass jemand ohne das Wissen der Bewohner in Häuser und Wohnungen eindrang. Doch bei den Opfern wurde nichts gestohlen – der Täter ließ immer eine Kleinigkeit zurück. Mal war es eine Topfpflanze, mal ein Etui für eine Brille. Alles war liebevoll verpackt. Bei einigen Betroffenen, besonders im nahe gelegenen Altersheim in der Levett Road, wurden ab und zu Dinge wieder zurückgebracht, die von ihren Besitzern irgendwo verloren worden waren.

Angefangen hatte das Ganze in der Nacht zum ersten Dezember bei einer älteren Dame, die zur Miete in einer kleinen Wohnung in Wilmington Gardens wohnte. Die Adresse mochte zwar stattlich klingen, doch Barking war eines der ärmsten und unattraktivsten Viertel Londons und wer hier wohnte, dem gönnte man eine kleine Freude wohl von Herzen. Mrs. Albert aber hatte sich über ihre kleine Freude beinahe zu Tode erschreckt – als sie am ersten Dezember aufstand, lag auf ihrem Nachttisch ein kleines Buch mit Kreuzworträtseln, eingewickelt in rotes Geschenkpapier mit weißer Schleife. Sie fühlte sich beobachtet und hilflos. Jemand war in ihre Wohnung gekommen, ohne dass sie es bemerkte, war neben ihrem Bett, während sie schlief und wusste obendrein, dass sie Kreuzworträtsel mochte.

Eine Nacht später traf es Mr. Leech in der Glenny Road. Hier hatte der Einbrecher einen Billardqueue hinterlassen, selbst geschnitzt und mit persönlicher Gravur. Mr. Leech liebte Billard, doch er hatte keine Erklärung dafür, wie dieses Ding in sein Wohnzimmer gekommen war.

Mittlerweile war es der siebzehnte Dezember und der Täter hatte siebzehn Mal zugeschlagen. Morrison musste ein wenig schmunzeln – er jagte einen Weihnachtsmann! Er machte sich mit einem Constable an die Arbeit. Noch einmal wurden alle Betroffenen befragt. Auf den ersten Blick hatten sie nichts gemeinsam. Junge Familien, ältere Menschen, Rentner, Arbeitslose, Studenten – die Bandbreite der Personen war ziemlich groß. Alle hatten Probleme im Überfluss. Es ging um Schulden, gescheiterte Beziehungen, Einsamkeit. Nur eines verband sie. Und das war die Armut.

Kaum jemand hier hatte genug Geld, um sich Miete und Essen ohne Mühe leisten zu können. Wohl deshalb begab es sich auch, dass viele so gut wie jeden Tag zum Mittagessen in den Speisesaal der örtlichen Sozialstation kamen. Hier wurde niemand schief angesehen, brauchte sich niemand zu schämen oder zu verstellen. Dies war der einzige Punkt, an dem sich die Schicksalswege aller Betroffenen kreuzten.

Morrison und der Constable fuhren zu dieser Sozialstation. Es war gerade ein Uhr mittags. Menschen saßen an Tischen und aßen Eintopf. Andere standen noch hungrig in einer langen Schlange und warteten auf ihre Ration. Es ging recht laut zu. Nur wenige hockten still über ihren Tellern, die meisten unterhielten sich angeregt und schienen sich wirklich wohl zu fühlen. Eine Dame um die fünfzig mit ausladendem Vorbau und leicht abgewetzter Strickjacke schob sich durch die Menschen hindurch auf die Beamten zu. Sie lächelte freundlich und schüttelte beiden ausgiebig die Hand: „Ich bin Annie Pooles, die Leiterin hier! Sie sehen nicht gerade aus, als ob Sie unsere Suppe nötig hätten, also was kann ich für Sie tun?" Morrison und der Constable wiesen sich aus, baten sie, ihnen etwas über die Menschen in diesem Raum zu erzählen. Annie packte Morrison am Ärmel und schleifte ihn hin und her: „Gern doch, Sir! Da drüben, das ist der Blinde Benny, er spielt Saxophon in der U-Bahn. Dann haben wir da Linda, sie ist ein wenig verrückt aber einfach wunderbar. Sie liest ihnen aus der Hand, wenn Sie möchten! Und das ist…"

„Leo Hall!", fiel Morrison ihr ins Wort, „begnadeter Frauenschwarm und Meister im Nachmachen von Schlüsseln jeglicher Art!" Hall zuckte zusammen, denn er erkannte Morrisons Stimme sofort. Er stand auf und drehte sich um, verbeugte sich geschraubt vor dem Inspector und lachte irritiert: „Sie hier, Sir? Es ist mir eine Ehre! Frauenschwarm bin ich aber schon lange nicht mehr und auch der Rest gehört der Vergangenheit an! Ich komme nur hierher, um Schach zu spielen." Morrison klopfte ihm auf die Schulter: „Beruhigen Sie sich, Leo, ich werde Sie nicht gleich mit aufs Revier nehmen. Aber vielleicht können Sie mir helfen!" Er setzte sich neben Leo Hall an den Tisch und erklärte ihm die Sachlage. Auch Mrs. Pooles hörte angeregt zu. Sie hing dem Inspector förmlich an den Lippen und war erstaunt, was es auf dieser Welt doch alles für merkwürdige Dinge gab: „Ein Einbrecher, der Menschen beschenkt? So etwas habe ich ja noch nie gehört! Und das soll einer von unseren Besuchern sein?" Morrison legte den Finger auf seine Lippen und nickte. Mrs. Poole errötete wissend und zwinkerte ihm zu. Leo Hall kratzte sich am Kopf und grübelte: „Und ich soll Ihnen jetzt helfen, einen Mann zu fangen, der eigentlich gar nichts Böses tut? Gefällt mir gar nicht, Sir, gefällt mir gar nicht!" Der Constable erzählte ihm dann von dem großen Schreck, den Mrs. Albert erlitten hatte. Die kannte er auch und nun schien er zu verstehen: „Sie meinen, das alte Mädchen hätte dabei draufgehen können? Oh, das wäre übel, da haben Sie recht!" Er versprach Morrison, sich umzuhören. Mrs. Pooles stellte dem Inspector und seinem Constable diskret alle Stammgäste vor. Da gab es eine Frau im Rollstuhl, die unentwegt Socken, Schals und Mützen für jeden strickte, der es wollte oder nicht. Eine liebenswürdige Frau, etwas hager, blass und mit leuchtend roter Nase. Weiter hinten waren zwei Männer, Zwillinge offensichtlich. Sie waren unentwegt am Streiten, doch wenn sich jemand einmischen wollte, waren sie wieder ein Herz und eine Seele. Nur in der Ecke an der Heizung saß einer, dem niemand Beachtung zu schenken schien. Sein Haar war wirr wie sein Blick, er brubbelte vor sich hin und zuckte unkontrolliert. Ständig kratzte er sich irgendwo, seine Haut war trocken, rot und schuppig. Wenn er mit den Armen fuchtelte, wehte die Wolldecke auf seinen Schultern auf und ab. Er wirkte dann wie eine verängstigte Fledermaus. Niemand hier nahm in ernst. Leo Hall grinste: „Lassen Sie den verrückten Tony bloß in seiner Ecke sitzen! Wenn Sie den ansprechen, kommen Sie heute nicht mehr weg. Dann kaut er Ihnen ein Ohr ab, von wegen wie kalt ihm wäre und was für Krankheiten er alles hat und dass er bestimmt eines Tages an Krebs oder an noch was Schlimmeren sterben wird! Mit dem kann man nicht reden!"

Morrison aber ließ es sich nicht nehmen, doch zu Tony hinüberzugehen. Tony erschien ihm wie ein

Mann von sechzig Jahren, doch er war erst einundvierzig. Er litt unter Parkinson, das war unübersehbar. Der Inspector versuchte, ihn anzusprechen, doch die Antworten waren völlig zusammenhanglos. Tony lachte und kicherte, flüsterte und kreischte: „Pilze, liebe Menschen, gut sein zu ihnen, heilig. Fahren, Lichter, Nacht, Lachen!" Der Constable schüttelte den Kopf und zog Morrison am Ärmel: „Kommen Sie, Chef, wir verschwenden nur unsere Zeit mit diesem Trottel! Wie soll dieser arme Tropf uns weiterhelfen? Oder glauben Sie, dass er am Ende der Täter ist?" Morrison zuckte mit den Schultern und der Constable lachte.

Es wurde Abend und es gab keine Möglichkeit, jetzt noch irgendetwas zu tun, um diesen Fall aufzuklären. Morrison schickte den Constable heim und setzte sich mit einem Schinkensandwich an den Computer. Was hatte er übersehen? Wer steckte hinter diesem bizarren Spiel? Ein Stadtviertel als Adventskalender – wessen Humor war das? Er hatte sich alle Namen notiert, die er an diesem Nachmittag in der Sozialstation erfahren hatte und ging jeden einzelnen durch. Kriminalstatistik, Sozialstatistik, Beruf – die schöne neue Welt der Informationstechnik hatte viel zu bieten. Und siehe da – eine der Personen war vor ihrer Berentung als Fensterputzer und Fassadenkletterer tätig gewesen. War das der Schlüssel zu den Einbrüchen?

Laut Aussagen der Spurensicherung gab es keine Hinweise auf gewaltsame Öffnung von Türen und Fenstern. Doch auch der geschickteste Einbrecher konnte nicht durch Wände gehen! Morrison würde dieser Sache am nächsten Morgen nachgehen.

An eben jenem nächsten Morgen hatte er die Möglichkeit, sich selbst ein Bild vom Tathergang zu machen, denn es hatte wieder einen Einbruch gegeben. Diesmal hatte es eine junge, blinde Frau in der North Street getroffen. Sie hatte auf ihrem Küchentisch ein Gedichtbuch in Brailleschrift gefunden, als sie sich am Morgen einen Kaffee zubereiten wollte. Sie war verstört, doch auch sehr berührt, dass sich jemand ihretwegen so eine Mühe machte. Morrison bat Dr. Hinley, ebenfalls zum Ereignisort zu kommen: „Wir haben hier zwar keine Leiche, doch ich brauche jemanden, der wirklich einen Blick fürs Detail hat!". Hinley fühlte sich geschmeichelt, doch das ließ er sich nicht anmerken und so traf er kurze Zeit später scheinbar äußerst missmutig in der Wohnung der blinden Frau ein. Er grüßte Morrison nur mit einem Nicken und machte sich sofort an die Arbeit. Er scheuchte die anwesenden Polizisten vor sich her wie einen Schwarm Hühner und verschaffte sich Raum. „Was glauben Sie, suchen wir hier?", fragte er den Inspector. Der weihte ihn in seine gewagte Theorie ein: „Ich denke, wir haben es mit einem Fassadenkletterer zu tun, der sich über Fenster und

Balkone Zutritt zu den Wohnräumen der Betroffenen verschafft!"

Die Theorie war recht abwegig und Hinley ließ seiner Häme freien Lauf: „Wir suchen also einen ausgebüxten Zirkusaffen, der nachts Leute besucht? Morrison, was soll das?" Obwohl beide sehr leise gesprochen hatten, war der blinden Violet Singers kein Wort entgangen. Sie stand im Türrahmen und wandte ihr Gesicht in Richtung der beiden Beamten: „Also wenn Sie mich fragen, ich glaube, ich habe Talkum gerochen. Ich kenne den Geruch, mein Bruder hat es oft benutzt, als er noch zum Boxen ging!"

Tatsächlich fand Hinley auf dem Teppich Spuren des weißen Pulvers. Schuhabdrücke gab es auch, doch keine Einbruchspuren außen am Fenster. Aber Hinley schaute genauer hin. Der Schließzapfen des Fensters war manipuliert worden, so dass es nur einer äußerst geringen Einwirkung von außen bedurfte, um das Fenster ohne großen Lärm zu öffnen. Er schüttelte den Kopf: „Das muss aber jemand vorbereitet haben, der sich in der Wohnung befand!" Ms Singers kam vorsichtig näher. „Da war aber niemand Fremdes. Nur Mike vom Fahrdienst. Er hilft auch manchmal beim Fensterputzen! Er ist sehr freundlich und zuverlässig. Meinen Sie, dass er…" Sie musste sich setzen. Warum sollte ein so freundlicher Mensch so etwas tun? Morrison wusste keine Antwort. Ms Singers ging an den Küchenschrank und holte eine Visitenkarte aus der Schublade neben dem Herd: „Das müsste die Karte von Mike sein. Ich habe seine Rufnummer im Handy gespeichert, aber die Karte hat er mir trotzdem gegeben. Es war ihm wichtig, denn es wirkt seriös!" Es stellte sich heraus, dass Mike Hackney einen ehrenamtlichen Fahrdienst für Menschen in sozialen Notlagen betrieb und sonst sein Geld mit Fensterputzen verdiente. Morrison ließ die Spurensicherung ihre Arbeit tun, bedankte sich bei Ms Singers und machte sich auf den Weg, diesem Mike Hackney einen Besuch abzustatten.

Der wirkte sehr nervös, als er dem Inspector die Tür öffnete. Er wusste, dass er sich strafbar gemacht hatte. Schon früher war er als Putzkraft in Wohnungen und Büros gelangt, hatte die Fenster für nächtliche Einbrüche manipuliert und sich dann reichlich bedient. Doch all das konnte Morrison nicht wissen, denn man hatte ihn nie geschnappt. Dennoch hielt er nun dem Inspector beide Handgelenke hin, schloss die Augen und senkte den Kopf: „Na los, nehmen Sie mich schon fest! Ich habe das getan, ich bin bei den ganzen armen Leutchen eingestiegen!" Morrison aber lachte: „Es ist ja sehr edel von Ihnen, dass sie Ihren Freund decken wollen, doch Sie sind nicht mehr als ein kleiner Komplize! Dennoch wäre es gut, wenn Sie mich aufs Revier begleiten würden!" Hackney war entsetzt. Er verstand nicht, was der Inspector meinte. Als der Verdächtige abgeführt war, telefonierte Morrison mit Mrs. Poole und bat sie heimlich um einen diskreten Gefallen.

Nun aber führte der Weg in ein heruntergekommenes Wohnheim für behinderte Menschen. Morrison, der Constable und eine Polizistin begaben sich zum Zimmer 73, das von niemand anderem bewohnt wurde als Tony. Als der Constable ihn erblickte, zweifelte er deutlich und lautstark am Verstand seines Vorgesetzten. Doch im Zimmer von Tony sah es aus wie in der Werkstatt des Weihnachtsmannes: Überall lagen Päckchen, liebevoll in rotes Geschenkpapier gewickelt und mit einer weißen Schleife versehen. Es gab eine kleine Werkbank und an einem Haken hinter der Tür hing ein roter Umhang mit weißem Kunstpelzkragen. Tony war der Weihnachtsmann.

Der Constable lief ungläubig in dem kleinen Zimmer umher: „Wie ist das möglich, das geht doch gar nicht, Tony ist doch krank!" Morrison aber hatte eine Erklärung. Er ging immer der Nase nach und öffnete schließlich eine kleine Schublade, in der er eine angeschlagene Porzellantasse und ein Päckchen getrockneter Pilze fand. Er fingerte ein Paar violette Vinylhandschuhe aus seiner Jackentasche hervor, zog sie an und nahm das Päckchen aus der Schublade. Er hielt es dem noch immer sehr reserviert dreinschauenden Constable unter die Nase: „Sehen Sie, das hier sind Zauberpilze! Man kann sie als Tee trinken oder einfach so kauen. Sie sind medizinisch wirksam, lindern Zuckungen, Tics und Tremor und können sogar helfen, das Nervensystem zu regenerieren. Außerdem verbessern sie Wahrnehmung und Bewusstsein! Könnte Ihnen auch nicht schaden, Junge!"

Der Constable war erstaunt und erschüttert zugleich. „Woher wissen Sie so genau, wie das Zeug wirkt, Sir?", fragte er ungläubig. Er vermutete, dass der Inspector selbst eine weitläufige Drogenkarriere hingelegt hatte, doch dem war nicht so. Zigaretten und Whisky waren ihm genug. Er lachte: „Nein, mein Vater war Apotheker, kannte sich aus mit solchen Sachen. Er hat selbst Pilze als Heilmittel verkauft und auch Medikamente aus solchem Zeug hergestellt!" Tony nickte bedrückt: „Ich weiß, die Dinger sind eigentlich verboten. Ich habe darüber mal was gelesen und ein Freund hat mir welche besorgt. Immer wenn ich die nehme, geht es mir besser, dann bin ich wieder Herr über meinen Körper und meine Sinne. Nur nachts, da fühle ich mich, als hätte ich Superkräfte, dann muss ich einfach losziehen und Menschen was Gutes tun!" Wenn nur alle Medikamente solche Nebenwirkungen hätten…

Morrison aber blieb nichts anderes übrig. Er holte die Handschellen hervor und stellte sich vor Tony hin. „Mr. Tony Biggs, ich verhafte Sie wegen Hausfriedensbruchs!", krächzte er übertrieben dienstbeflissen. Tonys Hände zitterten, doch er ließ sich bereitwillig abführen. Man steckte ihn in ein

Polizeiauto und fuhr mit dröhnenden Sirenen und Blaulicht davon. Erst durch diese Straße, dann durch jene, doch sie hielten nicht vor dem Polizeirevier. Sie hielten vor der Sozialstation. Auch Hackney hatte man dorthin gebracht. Als Tony aus dem Auto stieg, ertönte Applaus. Mrs. Poole brachte ihm Blumen und umarmte ihn: „Tony, wir wussten alle nicht, was für ein lieber Kerl du bist! Wir dachten alle, du wärest ein griesgrämiger Eigenbrötler, der niemanden mag!" Alle kamen zu ihm, klopften ihm auf die Schulter und schoben ihn in den Speisesaal, wo man spontan eine kleine Feier für ihn und Hackney vorbereitet hatte. Keines der Opfer war ihm mehr gram. Hackney würde eine Verwarnung erwarten, doch Tony war weder haft- noch verhandlungsfähig. Nun aber wussten die Leute in Barking, dass es einen Weihnachtsmann gab und er musste nicht mehr heimlich durch irgendwelche Fenster steigen. Morrison ging unbemerkt davon und genoss den Winterabend.

Edle Rosen

Es sollte der schönste Tag im Leben von Ruth Neville werden. Die Kirche war reich geschmückt und die Glocken läuteten, doch der Pfarrer war nirgends zu sehen. Die ganze Gesellschaft war versammelt, man tuschelte und raunte. Schließlich machte sich der Bräutigam mit einigen der Trauzeugen auf die Suche nach dem Geistlichen. Er war bekannt dafür, ab und zu gern tief ins Glas zu schauen, doch eine Predigt oder gar ein so großes Ereignis wie eine Hochzeit hätte er trotzdem nie vergessen. Was also war geschehen? Endlich fanden sie ihn, kopfüber in einem Blumenbeet. Um ihn herum verstreut lagen unzählige Rosen, gebrochen, zerrissen und völlig zerstört. Jemand hatte sie ohne Sinn und Verstand von den umstehenden Büschen gefetzt. Josh, der Bräutigam, packte den Pfarrer vorsichtig an der Schulter und drehte ihn um. Aus dem halb geöffneten Mund des Predigers quollen ebenfalls Rosenblätter hervor. Sein Blick war starr und leer – er war zweifelsohne tot!

Voller Entsetzen informierten die jungen Männer die Polizei und warteten auf deren Eintreffen. Kurz darauf kündigte ein gellender Schrei von der Ankunft der Brautgesellschaft. Ruth fiel ihrem Bräutigam zitternd in die Arme: „Oh mein Gott Josh, was ist ihm den passiert, wer macht denn sowas!"

Aus dem Hintergrund erklang die Stimme einer Frau, klar und kühl wie eine Brise im Winter: „Mäßige dich, Ruth! Als künftige Lady von Wyndmark steht dir solches Gejammer nicht zu Gesicht! Contenance, meine Liebe, Contenance!"

Die Stimme gehörte keiner Geringeren als Brigid, Lady Wyndmark, Mutter von Joshua Christian Frederick, Lord of Wyndmark. Alle Blicke wandten sich ihr zu. Da stand sie, Anfang fünfzig, elegant, blass, mit auffallend sinnlichen Lippen. Sie trug ein schwarzes Etuikleid und einen Hut mit schwarzem Schleier vor den Augen. Sie machte aus ihrer Abneigung Ruth gegenüber keinen Hehl. Der Tod des Pfarrers entsetzte sie nicht im Ansatz so sehr wie das Ansinnen ihres Sohnes, eine bürgerliche Grundschullehrerin zu ehelichen. Sie holte gerade zu einem neuen Schwall Gehässigkeiten aus, als Morrison und seine Kollegen am Tatort ankamen. Dass ihr die Bühne so jäh genommen wurde, frustrierte sie gewaltig.

Morrison fiel ihr Gehabe sofort auf, doch er schenkte ihr keine Beachtung. Stattdessen unterhielt er sich mit der verschmähten Schwiegertochter in spe und ihrem Bräutigam. Was er erfuhr, war nicht viel. Niemand hatte gehört oder gesehen, was mit dem Pfarrer geschehen war. Auch der Pathologe wusste nicht viel zu berichten: „Morrison, Ihre Leichen werden auch immer komplizierter! Wie wäre es mal mit einem simplen Fenstersturz oder irgendwas mit einer Spurenlage, in der noch keine ganze Hammelherde unterwegs gewesen ist! Alles, was ich sagen kann ist, dass der Tote schon vor dem Taufall hier lag und offensichtlich erstickt ist. Alles Weitere hören Sie aus meinem wohl geordneten Präparationsraum!" Damit widmete er sich wieder der Untersuchung des Toten. Morrison schüttelte den Kopf: „Ihnen auch einen guten Morgen, ich hoffe, es wird ein schöner Tag!" Hinley schnaubte kurz und ignorierte den Inspector. Der begann, die umstehenden Zeugen zu befragen, doch auch hier waren die Antworten spärlich. Niemand wusste von irgendwelchen Streitigkeiten, die der Pfarrer gehabt haben könnte, von Feinden oder Neidern irgendeiner Art. Gin und Rosen waren seine größten Leidenschaften gewesen. Den einen hatte er gern getrunken, die anderen mit Begeisterung gezüchtet und gepflegt. Es war ihm gelungen, eine rote und eine violette Rose so zu kreuzen, dass daraus eine neue Sorte entstand, violett mit roten Streifen. Morrison notierte all das, wusste allerdings nicht, was er damit anfangen sollte.

Er wollte sich gerade auf den Weg zurück zum Revier machen, als nicht weit von der Kirche entfernt Sirenen ertönten. In einem beschaulichen Londoner Vorort wie Woodford war das sehr außergewöhnlich. Sofort begab er sich mit einigen Polizisten zum Ausgangsort des akustischen Großereignisses. Ein kleines Gartenhäuschen stand in brüllenden Flammen. Die Feuerwehr mühte sich mit allen

Mitteln, das Feuer zu bekämpfen, um die alte Mrs. Keaton aus ihrem Häuschen zu retten. Doch sie kamen zu spät. Als sie endlich zu ihr gelangten, war sie bereits verbrannt. Brandleichen waren Dr. Hinley am liebsten. Immerhin waren sie keimfrei und voller Geheimnisse. Nun ja, Morrison konnte seinen Humor nicht teilen, doch er wusste, er konnte sich auf ihn verlassen. Im Augenblick aber mussten sie auf Hinley warten, der noch mit dem toten Pfarrer beschäftigt war. Morrison sah sich in der Zwischenzeit auf dem Grundstück der alten Dame um. Der Geräteschuppen war aufgebrochen, alle möglichen Gartenutensilien lagen verstreut herum. Man konnte deutlich sehen, dass sie mit großer Wucht auf den Boden und gegen Wände geschleudert worden waren. Und siehe da – auch in Mrs. Keatons Garten waren alle Rosenbeete verwüstet. Jemand schien Rosen und ihre Züchter zu hassen. Was für ein eigenartiges Tatmotiv! Antworten konnte hier nur die Spurensicherung finden. Niemand hatte etwas gesehen oder gehört, bevor die Flammen plötzlich aus den Fenstern schlugen. Morrison wollte nicht länger warten.

Er beschloss, nun erst einmal zu Mittag zu essen und dann mit der vorher ignorierten Lady von Wyndmark zu sprechen. Er fuhr zum Landsitz der Familie. Die Bediensteten machten einen äußerst verängstigten Eindruck. Sie waren still und scheu, flüsterten nur. Der Gutsverwalter, ein blasses Hemd namens Alfred, duckte sich vor Morrison, gab ihm nur zögerlich die Hand. Der Inspector bemerkte, dass seine Handinnenflächen voll von relativ frischen Wunden waren. Alfred wich dem suchenden Blick des Ermittlers aus und brachte ihn schleunigst zu seiner Herrin. Diese baute sich echauffiert vor den beiden auf: „Alfred, wer hat Ihnen erlaubt, diesen Unrat ins Haus zu lassen? Verschwinden Sie auf der Stelle, bevor ich Sie entlasse!" Der geplagte Hausgeist stürzte kopfüber davon und überließ Morrison den Launen seiner Arbeitgeberin.

Sie schritt um ihn herum und beäugte ihn wie ein Möbelstück, das man vom Sperrmüll entwendet hatte. Sie schüttelte den Kopf und entrüstete sich: „Ich dachte, in meinem Falle würde man einen Ranghöheren schicken und keinen Lakaien wie Sie!" Der Inspector entbot ihr die angemessene Dosis an abgrenzender Höflichkeit und wies die Lady in ihre Schranken: „My Lady, wir können uns hier wie zwei erwachsene, vernünftige Menschen über eine Mordermittlung unterhalten oder ich lasse nach güldenen Handschellen schicken, um Sie standesgemäß zum Verhör auf das Polizeirevier bringen zu lassen!" Die Dame schnappte nach Luft und schwieg. Sie wies Morrison einen Sessel zu und nahm ebenfalls Platz. „Sie kommen sicher wegen des Pfarrers im Rosenbeet?", raunte sie, „Ich muss Ihnen sagen, ich kannte ihn kaum. Mein Wunsch war es gewesen, die Trauung hier auf dem Landsitz der Familie durchführen zu lassen, von unserem eigenen Kaplan. Aber mein Sohn, dieser Waschlappen, musste sich ja von seiner billigen Braut dazu überreden lassen, in jener Kirche zu heiraten, in der sie getauft wurde!" Sie hatte sich etwas anderes vorgestellt für ihren Sohn. Eine Frau aus gutem Hause, gebildet, devot, gebärwillig. Doch er hatte sich von einer dahergelaufenen Hure verzaubern lassen, einer Grundschullehrerin, die zu allem Überfluss noch nicht einmal wusste, wer ihr Vater war! "Es geht um das Blut, verstehen Sie?", ereiferte sie sich, "Alles, was rein und edel ist, darf man nicht verderben, es muss um jeden Preis erhalten werden!"

Lady Brigid gab an, den Pfarrer am Tag vor der geplanten Hochzeit zum letzten Mal wegen technischer Absprachen gesehen zu haben. Mehr konnte oder wollte sie zu dieser Sache nicht beitragen. Dann rief sie den armen Alfred herbei und trug ihm auf, dem Inspector den Weg nach draußen zu zeigen. Morrison bemühte sich, seine Stimme zu drosseln, doch er musste Alfred eine Frage stellen: Trägt die Lady eigentlich immer Handschuhe?" Alfred nickte: "Ja, sie würde einen Unwürdigen wie Sie oder mich nie mit bloßer Hand berühren! Und sie klagt zudem oft über kalte Finger, die richtig taub werden!" Es tat dem Diener sichtlich gut, einmal freundlich angesprochen zu werden und es sprudelte aus ihm heraus wie aus einem frisch angestochenen Fass: "Sie ist unberechenbar. Kalt wie Glas in einem Moment, dann wieder aufbrausend wie ein Vulkan. Ihr Mann hat sehr unter ihr gelitten, auch unter ihrer Eifersucht und ihrer Angst, ihn zu verlieren. Am

Ende ist er verschwunden und niemand weiß, wohin." Morrison hörte ihm aufmerksam zu. Alfred ließ es sich nicht nehmen, den Inspector bis zum Haupttor des Herrensitzes zu begleiten. Der parkähnliche Garten war beeindruckend. Sanft beugten sich Weiden über dem Weg, Lilien und Kamelien spielten mit der Aufmerksamkeit des Besuchers. Das beeindruckendste Schauspiel allerdings bot die unbändige Vielfalt an Rosen. Es waren alte, englische Rosen, wie man sie nur noch selten in heimischen Gärten fand. „Da hat der Gärtner ja alle Hände voll zu tun!", staunte Morrison. Alfred nickte eifrig: „Ja, es darf kein welkes Blatt zu sehen sein! Um die Rosen allerdings kümmert sie sich selbst. Niemand von uns ist edel genug, um mit diesen erlesenen Blumen Umgang zu pflegen!" Beide Männer schüttelten den Kopf, argwöhnisch beäugt von Lady Brigid, die im Herrenhaus an einem hohen Fenster stand.

Morrison beschloss, seinem Lieblingspathologen einen Überraschungsbesuch abzustatten. Der allerdings war wenig begeistert über die Gesellschaft des Inspectors, denn es war noch eine dritte Leiche hinzugekommen. Diesmal war es eine Mrs. Primrose, Inhaberin eines Geschäftes für Pflanzen und Sämereien. Jemand hatte sie betäubt, in die Küche gelegt und den Gashahn aufgedreht. Die Nachbarn hatten den Gasgeruch bemerkt, doch für Mrs. Primrose kam jede Hilfe zu spät. Hinley schnaufte: „Morrison, tun Sie endlich etwas, um diesen

Rosenkrieg zu beenden, sonst kann ich hier gleich einziehen!" Der Inspector grinste: „Vielleicht können Sie mich ja erhellen, mein Lieber! Ein zündender Funke aus dem Munde des Pathologen, der alles klärt – das wäre doch mal was!" Erste Anhaltspunkte gab es tatsächlich schon und Hinley erklärte seine Entdeckungen mit einem Hauch Theatralik: „Unser Pfarrer hier ist an gärtnerischem Können erstickt – jemand hat ihm Eisenhut verabreicht. Die beiden Frauen sind betäubt worden, offensichtlich mit einem Schlafmittel. Mrs. Keaton war bis zur Unkenntlichkeit verbrannt, doch ist es mir gelungen, Reste von Valium in der Magenschleimhaut des Opfers nachzuweisen! Wir warten noch auf die Laborergebnisse, doch würde es mich sehr wundern, wenn wir bei Mrs. Primrose nicht das gleiche Mittel nachweisen können!"

Morrison bedankte sich und ging in sein Büro. Drei Tote an einem Tag, das war schon eine ordentliche Hausnummer. Er winkte den Sergeant herbei und beriet sich mit ihm. Der Inspector saß auf der Schreibtischkante, der Sergeant fläzte sich in den Stuhl. Zwei ratlose Männer starrten ins Leere. „Also das mit den Rosen verstehe ich nicht.", grummelte der Sergeant, „ Das ergibt doch alles gar keinen Sinn! Mit dem Tod des Pfarrers sollte die Hochzeit verhindert werden. Und der Täter hat die Rosen zerstört, um von sich abzulenken. Oder wie sehen Sie das?" Morrison kratzte sich am Kopf: „Augenscheinlich müssten Sie recht haben, Sergeant.

Aber woher sollte der Mörder des Pfarrers von den abgerissenen Rosen in Mrs. Keatons Garten wissen oder vom Tod der Blumenhändlerin? Wir haben kein Wort davon nach außen dringen lassen!" Das sah der Sergeant ein. „Das ist wahr. Und die Taten fanden dazu noch fast gleichzeitig statt.", ergänzte er. Morrison erweckte gelangweilt den Computer zum Leben und gab einige Stichworte in das Karteisystem ein. Und siehe da – der Vorsitzende des örtlichen Rosenzüchtervereins, Ian Foster, war mehrfach wegen Beleidigung und Körperverletzung vorbestraft. Er war ein kleiner, dicker Mann mit wurstigen Fingern und einem ausgewachsenen Herrschaftsanspruch. Foster war durch Glück und windige Geschäfte zu Geld gekommen und führte sich nun auf wie ein Großfürst. Feinde hatte er etliche, das war bekannt. „Das ist unser Mann!", rief der Sergeant und sprang auf, „Den müssen wir sofort verhaften!" Morrison nickte und feuerte ihn an: „Tun Sie das, es eilt! Und nehmen Sie Verstärkung mit! Bringen Sie ihn so schnell wie möglich hierher!"

Der Sergeant eilte davon, grübelte jedoch, warum Morrison ihn nicht begleiten wollte. Der hatte ein anderes Ziel und war ebenfalls sehr in Eile. Sein Ziel war das Herrenhaus von Wyndmark und er wollte dort eintreffen, bevor Lady Brigid das herrschaftliche Nest verlassen konnte. Er stürmte durch den Garten, an Alfred vorbei und stellte sich Lady Brigid in den Weg, die gerade im Begriff war, zu ihrem Wagen zu hasten. Sie holte aus, um dem Inspector ins Gesicht zu schlagen, doch er wehrte sie ab und legte ihr Handschellen an. Sie schrie auf wie ein Pfau und wetterte los: „Lassen Sie Ihre gemeinen Finger von mir, Sie niedere Kreatur! Sie werden Ihre gerechte Strafe erfahren!" „Sehr wohl, Madame!", donnerte Morrison, „Aber zunächst werde ich Sie zur staatlichen Kalesche ihrer Majestät eskortieren, um Sie dem Haftrichter vorzuführen!" Lady Brigid versuchte, zu insistieren, doch es half nichts: „Schweigen Sie still!", entfuhr es dem Inspector, „Nicht genug, dass Sie ihre Angestellten schlagen, Sie haben auch versucht, einen Polizisten tätlich anzugreifen! Sie haben Ihr Temperament nicht im Griff! Sie haben den Pfarrer, Mrs. Keaton und Mrs. Primrose getötet und hätten auch Ian Foster noch ermordet, hätten wir Sie nicht rechtzeitig davon abgehalten!" Lady Brigid schüttelte sich: „Pah, diese elende Speckmade! Er glaubte, sein schmieriges Geld würde ihn zu einem Mann von Stand machen! Er wollte sich einen Adelstitel kaufen und glaubte, ein Herr zu sein!" „Und was ist mit seinen Rosen?", fragte Morrison und die Lady geriet in Rage: „Rosen nennen Sie das? Er hat es zur Maxime der Rosenzüchtergesellschaft gemacht, immer neue, bunte und unreine Sorten zu züchten, die den Namen der Königin der Blumen nicht verdienen!"

Josh stand im Türrahmen und zitterte. Er war bleich vor Entsetzen. Lady Brigid drehte sich um und lächelte verklärt: „Rosen muss man reinhalten, wie das Blut der Familie, mein Kind! Das musst du verstehen, du bist ein Wyndmark!" Nein, Josh verstand nichts. Er begann eben erst, in den Abgrund der Seele seiner Mutter zu blicken. Er schaute ihr fest in die Augen und schrie seinen Schmerz heraus: „Eine Frau ohne Gewissen, die drei Menschen auf dem Gewissen hat! Was hast du nun gewonnen?" Morrison schüttelte den Kopf: „Sir, ich denke, es sind vier Menschen, die Ihre Mutter getötet hat! Die Spurensicherung wird bald hier sein und ich bin mir sicher, wir werden die Gebeine Ihres verschwundenen Vaters im Garten unter den Rosen finden!" Das war zu viel für Josh. Er entschuldigte sich und lief davon. Lady Brigid bäumte sich auf, riss an ihren Handschellen und schrie: „Nein, Ihr dürft ihn nicht aufwecken, dürft ihn nicht nehmen! Er gehört mir!"

Zwischenzeitlich war der junge Sergeant samt Verstärkung und Spurensicherung eingetroffen. Er hatte Morrisons Nachricht erhalten. Doch es erschien ihm völlig verrückt, nun Lady Brigid in Handschellen zu sehen, da er doch Ian Foster wie befohlen festgenommen und aufs Revier gebracht hatte. Doch Morrison erklärte ihm die Situation: „Es tut mir leid, Sergeant, doch für explizite Anweisungen war vorhin keine Zeit. Lady Brigid hier hatte vor, Foster zu töten und es gab nur diesen Weg, ihn rechtzeitig in Sicherheit zu bringen!"

Man führte die schimpfende Lady Brigid ab. Morrison verabschiedete sich von Alfred: „Sie sind frei, Alfred. Sie wird Ihnen nie wieder mit der

Reitgerte auf die Hände schlagen! Und sorgen Sie sich nicht, ein so treuer Diener wie Sie findet immer wieder eine gute Stellung!" Alfred weinte vor Rührung, denn es war viele Jahre her, seit er zum letzten Mal ein gutes Wort gehört hatte.

Am Ende gestand Lady Brigid. Die Morde hatten nicht in der vermuteten Reihenfolge stattgefunden. Sie hatte an diesem Morgen zunächst Mrs. Keaton aufgesucht, um mit ihr über eine bestimmte Rosensorte zu sprechen. Die alte Dame hatte keinerlei Argwohn verspürt und Lady Brigid hereingebeten. Als sie etwas Teegebäck aus dem Schrank nahm, versetzte Lady Brigid den Tee des Opfers mit einer hohen Dosis Beruhigungsmittel. Dann bereitete sie das flammende Inferno vor: Sie stellte eine hohe Kerze in eine Porzellanschüssel und füllte diese randvoll mit Öl. Nun blieb ihr genug Zeit, das Gartenhäuschen zu verlassen und den Geräteschuppen zu verwüsten, Mrs. Primrose und den Pfarrer zu töten und dennoch pünktlich und ohne Eile auf der Hochzeit zu erscheinen. In der Zwischenzeit brannte die Kerze langsam nieder und entzündete das Öl. Als die Porzellanschüssel unter dem Einfluss der entstehenden Hitze in Stücke sprang, ergoss sich das brennende Öl in die Küche und setzte alles in Flammen.

Auch Mrs. Primrose hatte sie als Besucherin freundlich empfangen. Hier hatte Lady Brigid vorgegeben, noch einen Rat bezüglich einer Rose einholen zu wollen, die ihrem Sohn besonders gut gefallen hatte. Selbstverständlich bot Mrs. Primrose ihrer Besucherin einen Tee an und auch einen kleinen Gin, da Lady Brigid vor der Hochzeit ihres Sohnes ja so aufgeregt war. Wieder versetzte die mordlustige Besucherin den Tee der Gastgeberin mit einer ordentlichen Dosis Beruhigungsmittel. Als die betäubende Wirkung einsetzte, drehte Lady Brigid den Gashahn auf und ging davon.

Nun war nur noch der Pfarrer übrig, der sowohl die Reinheit ihrer geliebten Rosen als auch die Reinheit des Familienblutes gefährdete. Seine neuen Kreationen waren ihr ein Dorn im Auge, genau wie die einfache Frau von niederem Stand, mit der er ihren Sohn verheiraten wollte. Sie passte ihn im Garten des Pfarrhauses gleich hinter dem Kirchhof ab und bot ihm einen Schluck aus ihrer Taschenflasche an. Auf die Versöhnung und die Schönheit der Rosen sollte er trinken und er nahm das Angebot gern an. Als der Eisenhut, dessen Schönheit er immer gelobt und sogar der der Rosen vorgezogen hatte, ihm die Luft zum Atmen nahm, stieß sie ihn in das Rosenbeet, wo er zusammen-sackte. Röchelnd und keuchend kniete er vor ihr, streckte die Arme hilfesuchend aus und starb schließlich einen qualvollen Tod. Lady Brigid ging seelenruhig zur Kirche und ließ den Ereignissen ihren Lauf. Sie hatte die Reinheit der Rosen gerettet und die Hochzeit ihres Sohnes verhindert.

Ihren Ehemann hatte sie schon vor vielen Jahren erstochen. Sie hatte gespürt, wie er sich immer weiter von ihr entfernte. Sie konnte nicht zulassen, dass er vielleicht für immer von ihr ging. An seinem Lieblingsplatz im Garten hatte sie ihn begraben und seine Ruhestätte mit den schönsten Rosen geschmückt.

Das Verhör war beendet. Der Sergeant war erschüttert. Wieso hatte sie ihren Mann getötet, wenn sie ihn nicht verlieren wollte? Morrison seufzte: „Solche Menschen sind schwer zu verstehen. Sie zerstören das, was sie am meisten lieben, vernichten, was sie nicht verlieren wollen. Am Ende sind sie allein und gebrochen…" Lady Brigid schwieg still und schien wie weggetreten.

Josh wartete, bis die Gebeine seines Vaters von den Rechtsmedizinern für die Beisetzung freigegeben wurden. Er ließ die sterblichen Überreste einäschern und vertraute die Asche dem Wind über dem Meer an. Seine Hände zitterten und er weinte: „Mach es gut, Vater! Nun sollst du die Weite und Freiheit haben, die du im Leben niemals spüren durftest!" Ruth hielt ihn umschlungen und stützte ihn in seinem Schmerz. Übers Jahr würden sie heiraten, das stand fest. Doch es würde ein Fest ohne Rosen werden…

Auflösung

Getreu

James O'Donnell: Phosphorus

- feingliedrig, feinsinnig
- nicht ganz von dieser Welt
- Träume von Feen
- beliebt, kontaktfreudig, ungern allein
- verliebt sich schnell und häufig

Major Armstrong: Ferrum metallicum

- gedrungene Gestalt
- Kopf oft rot
- auch leichte Anstrengung verschlechtert
- leichte Bewegung verbessert
- Treue und Ordnung wichtig
- plötzliche Kopfschmerzen
- Atemnot mit blauen Lippen
- Übelkeit während des Essens oder unmittelbar danach
- Verlangen nach Süßigkeiten
- Kann das Geräusch von raschelndem Papier nicht ertragen

Ein Lied zum Abschied

Laura Selkirk: Nux vomica

- harte, unermüdliche Arbeit
- diszipliniert und vielseitig
- Multitasking
- Verlangen nach Kaffee
- Mangel an Lebenswärme, auch emotional
- Zittern bei Erregung oder Anstrengung
- Übelkeit
- ungesundes Essverhalten, Essen unregelmäßig oder vernachlässigt, oft Junkfood

Michael Hislop: Staphisagria

- romantisch
- Folge von unerwiderter Liebe
- ritterliches Verhalten, Gentleman
- Schutzbedürfnis
- tränende Augen, Risse in den Augenlidern
- unterdrückte Gefühle, insbesondere Wut
- Neigung zu Poesie
- Jucken am Hinterkopf

Doppeltes Spiel

Dr. Alexander Carstairs / Dr. Arthur Hinley:
Arsenicum album

- Probleme im Umgang mit Frauen
- moralisch, gesetzesbesessen
- schmächtige Statur
- penibel
- Angst vor Keimen, Krankheit und Tod
- zwanghaft
- schmale Lippen
- häufiges Trinken von kleinen Schlucken
- ordnungsfanatisch
- Verlangen nach Anerkennung
- intelligent
- geizig, geldorientiert, Angst vor Armut
- Magenverstimmung
- Mangelnde Lebenswärme, ständiges Frieren
- Erkältungsneigung
- Migräne

Blut ist dicker als Wasser

Patty Polwarth: Hyoscyamus niger

- leidenschaftlich, lebendig
- Neigung zur Hysterie
- Neigung zu grotesken Körperhaltungen
- Neigung zu Krämpfen
- Neigung zu unfreiwilligem Abgang von Kot und Urin
- Benutzen schmutziger Wörter beim Sex
- kommunikativ, schwatzhaft
- Verlangen nach Sex, Männern, Körperlichkeit

Peggy Polwarth: Sepia officinalis

- Abneigung gegen den eigenen Körper
- Abneigung gegen Sex und Männer
- Abneigung gegen Kinder

Mrs. Polwarth: Causticum hahnemanni

- still, duldsam
- erträgt Kummer und Leid
- opfert sich für andere auf
- Religiosität
- vorzeitiges Altern
- blasses Gesicht, eingefallene Wangen, schmaler Mund
- Warzen an der Nase
- schwere Augenlider
- Dienen
- Folge von Fehlgeburten
- Rückenschmerzen
- Steifigkeit des Knochengerüstes
- Gicht
- häufiges Räuspern und Hüsteln
- Klage über Ungerechtigkeit

Advent

Tony Biggs: Agaricus muscarius

- Wirres Wesen, wirres Äußeres
- verwaschene Sprache
- Zuckungen, Tics, wildes Gestikulieren
- ständiges Kratzen
- rote, trockene Haut mit weißen Schuppen
- andauerndes Gefühl von Kälte
- Angst vor Krankheiten und Krebs
- Lachen und Kichern, scheinbar grundlos
- Besserung nachts
- poetisches Gefühl nachts

Edle Rosen

Lady Brigid: Platinum metallicum

- elegante Erscheinung
- blass mit sinnlichen Lippen
- auffällige, elegante Kleidung
- steht gern im Mittelpunkt, wie auf einem Sockel, schaut auf andere herab und fühlt sich allein
- Wahnidee, sei königlichen Blutes
- Wahnidee, größer als andere zu sein
- kalte Finger, Gefühl von Taubheit in den Fingern
- Angst, ‚dem Partner könnte etwas zustoßen, Angst den Partner zu verlieren
- Tötungsabsicht den Partner gegenüber
- Gefühlskälte
- emotionale Taubheit

Nachtrag

Die dargestellten Fälle und Charaktere sind frei erfunden. Jegliche Ähnlichkeiten mit tatsächlichen Fällen oder Personen sind rein zufällig und unbeabsichtigt. Alle Persönlichkeitsbilder orientieren sich an den klassischen Leitsymptomen der jeweiligen homöopathischen Mittel. Selbstverständlich konnten nicht alle in der Literatur aufgeführten Symptome in den Geschichten verarbeitet werden, es treten aber auch bei den meisten Patienten nicht alle der möglichen Symptome auf. Auch das Äußere des Menschen kann sich immer von dem unterscheiden, was in der Fachliteratur aufgeführt wird. Um eine sachgerechte homöopathische Diagnose und Behandlung durchzuführen, reichen die hier genannten Fakten keinesfalls aus.

Impressum:
Franziska Feist
Heilpraxis Südspitze
Marchwitzastraße 24-26
12681 Berlin
www.imago-vital.de

www.ingramcontent.com/pod-product-compliance
Lightning Source LLC
Chambersburg PA
CBHW070120290526
45789CB00005B/2079